皮肤美容技术护理操作流程

主　编　王聪敏　申　琳　郭丽英
主　审　杨蓉娅

中国医药科技出版社

内容提要

　　本书是一部供医学美容护理人员参考的专业书籍。书中用简练的语言总结出常见皮肤美容技术护理操作流程、护理要点、常见并发症的处理及操作评分标准，使护理人员能够快速掌握操作要点，规范护理行为。本书主要适用于从事皮肤美容行业的护理人员，也适用于医学生及想了解皮肤美容的人们，希望能成为他们工作、生活中的良师益友。

图书在版编目（CIP）数据

　　皮肤美容技术护理操作流程／王聪敏，申琳，郭丽英主编．—北京：中国医药科技出版社，2018.3

　　ISBN 978 - 7 - 5067 - 7437 - 6

　　Ⅰ.①皮…　　Ⅱ.①王…②申…③郭…　　Ⅲ.①皮肤病—护理—技术操作规范②皮肤—美容术—护理—技术操作规程　　Ⅳ.①R473.75 - 65

　　中国版本图书馆 CIP 数据核字（2018）第 049488 号

美术编辑　　陈君杞
版式设计　　张　璐
出版　　中国医药科技出版社
地址　　北京市海淀区文慧园北路甲 22 号
邮编　　100082
电话　　发行：010 - 62227427　　邮购：010 - 62236938
网址　　www.cmstp.com
规格　　710×1000　　¹⁄₁₆
印张　　12½
字数　　204 千字
版次　　2018 年 3 月第 1 版
印次　　2018 年 3 月第 1 次印刷
印刷　　三河市万龙印装有限公司
经销　　全国各地新华书店
书号　　ISBN 978 - 7 - 5067 - 7437 - 6
定价　　**48.00 元**

编委会

前言

医美行业的快速发展，新业务和新技术的不断开展以及新设备、新材料的不断涌现，使从事医美护理人员的队伍也在短时期内不断壮大，这也对护理从业人员提出了更高的要求。然而，目前从事医美护理的人员绝大部分较年轻，缺乏临床经验，护理操作技术水平存在着参差不齐的现象，急需规范和提升医美护理人员的临床护理操作技能，为医学美容专业的健康、良好发展起到保驾护航的作用。

针对医美专业技能、专业知识、护理操作技能中的薄弱环节，通过对不同层次的医美护理人员定期培训及考核，可提高其护理技术操作水平，以此带动医美整体护理质量的全面提升。为此我们汇集了皮肤科临床、皮肤美容护理一线的专家、教授、护士长等医护人员编纂本书，同时也为医美护理行业岗位的准入及制订规范，搭建一个良好的学术交流平台，以促进医美行业医、护、技的和谐发展。

本书经多次论证，几经修改，最后定稿，主要突出简洁、实用、通俗、易懂及图文并茂，避免长篇大论、拖沓冗长，用简练的语言总结出常见皮肤美容技术护理操作流程、护理要点、常见并发症的处理及操作评分标准，使护理人员能够快速掌握操作要点，规范护理行为。本书主要适用于从事皮肤美容行业的护理人员，也适用于医学生及想了解皮肤美容的人们，希望能成为他们工作、生活中的良师益友。

在本书编纂过程中，主编王聪敏、申琳、郭丽英，从筹划、人员汇集、内容设计及章节内容的把关与校稿，都付出了大量的心血和无私的奉献。为了尽量减少错误，本书的每个章节都是由多名编者共同编辑、相互校对完成。由于编者水平有限，编写时间匆忙，难免出现一些疏漏和不足之处，敬请广大读者和同行批评指正。

编　者
2018 年 1 月

目录

第一章　物理美容护理操作技术

第一节　半导体激光照射技术

一、概述

半导体激光照射主要用于急、慢性疾病，神经性疼痛及功能障碍，运动系统的急、慢性损伤，风湿病，感染及非感染性炎症的皮肤病的辅助治疗。半导体激光治疗仪也叫光量子激光治疗仪，是主要利用激光产生的生物刺激效应，可深入组织内部作用于机体，通过半导体激光的激光束照射人体病变组织，达到减轻或消除病痛，改善局部血液循环，促进组织修复，快速消炎等作用。仪器波长810nm，处于"人体窗口"内，对人体组织穿透深度最深可达7cm，无创伤、无痛苦、安全可靠，仪器最大输出功率可达1500mW，可达到更好的治疗效果。

二、用物准备

物品名称	数量	物品名称	数量
（1）照相机	1部	（6）激光防护眼镜	2副
（2）治疗车	1个	（7）半导体激光治疗仪	1台
（3）手消液	1瓶	（8）接线板	1个
（4）一次性床单	1个	（9）75%乙醇	1瓶
（5）治疗盘	1个		

三、护理要点

1. 照射治疗前，应向患者讲明注意事项，请患者不要移动体位。

2. 根据皮损所处的位置，调节激光治疗头，距离皮损2～3cm；光斑的大小，以覆盖皮损为准，皮损面积较大时，使用分区照射以保证治疗的有效性。

操作流程

洗手，戴口罩

⇩

评估患者治疗部位的皮肤情况

⇩

收集患者的一般资料、现病史、既往史、药物过敏史及有无治疗禁忌证等

⇩

耐心向患者讲解半导体激光治疗的方法、过程、预期效果及不良反应等

⇩

充分沟通后，签署半导体激光照射知情同意书

⇩

接通电源，预热仪器

⇩

关好门窗，拉好窗帘,保持室内温度在22～25℃

⇩

更换一次性床单，协助患者取舒适体位，充分暴露治疗部位

⇩

留取照片

⇩

操作者和患者戴好防护眼镜

⇩

调节仪器参数，开始治疗

⇩

调整治疗头的位置并固定

⇩

治疗中注意观察患者的反应

⇩

治疗完毕，取下患者防护眼镜

⇩

治疗后注意观察患者反应及照射部位皮肤的反应

⇩

向患者交待注意事项及复诊时间

⇩

整理用物

⇩

洗手，脱口罩

3. 一般每日照射 2 次, 每次照射时间为 10 ~ 30 分钟。照射过程中, 应注意观察患者有无头晕、心悸等现象, 必要时停止照射。照射完毕, 应仔细观察和检查局部皮肤有无发红、水疱、灼伤等异常现象。

4. 照射部位应完全裸露, 否则影响疗效。照射头面部时, 注意遮挡双眼, 避免引起眼睛干涩、眼炎或角膜炎。

5. 指导患者保持皮肤清洁、干燥, 穿着棉质宽松衣服, 保持衣服、床单、被褥清洁。嘱患者剪短指甲, 避免因指甲抓破皮肤引起感染。

6. 指导患者平时养成良好的生活习惯, 合理饮食, 适当运动, 劳逸结合。保持良好的心身状态, 加强锻炼, 增强体质, 利于疾病的康复。

7. 治疗结束后, 对仪器进行消毒处理以免交叉感染, 用 75% 乙醇擦拭激光输出口及治疗仪整体的外表即可。

8. 禁忌证: 高热、开放性肺结核、严重动脉硬化、恶性肿瘤、妊娠、严重出血性疾病患者禁用。

9. 治疗仪配用的单相三线插头需接好地线, 以确保使用安全。用后即关闭电源口, 要防止强烈震动、受潮, 注意保护板面。每月对仪器进行检测, 保证功率的稳定性。

10. 一般无操作并发症发生。

（姚美华）

第二节 氦氖激光照射技术

一、概述

氦氖激光是一种原子气体激光器。氦氖激光工作在可见光区和红外光区, 医疗上主要用于照射治疗, 波长为 632.8nm。氦氖激光光束能部分地射入皮肤组织 (10 ~ 15 mm 深处), 通过低功率激光的生物学效应和热效应, 增强机体免疫力, 有利于神经细胞的生长和功能恢复, 促进炎症吸收及炎症介质释放, 从而达到杀菌、消炎、减少渗出、改善水肿、降低疼痛和扩张血管的作用。氦氖激光临床应用十分广泛, 如: ①用于理疗科: 颈周炎、肩周炎、骨炎、腱鞘炎、高血压等; ②用于皮肤科: 皮肤溃疡、带状疱疹、皮肤感染、创面的局部物理治疗等; ③用于五官科: 中耳炎、眼疾、鼻炎、扁桃体炎、过敏性鼻炎等; ④用于骨科: 关节炎、骨折、甲沟炎等; 用于妇科: 妇科慢性炎症等; ⑤用于儿科: 小孩遗尿、腹泻、小儿麻痹症等; ⑥用于泌尿科: 前列腺炎等; ⑦用于呼吸科: 支气管哮喘等。

二、用物准备

物品名称	数量	物品名称	数量
（1）照相机	1部	（8）棉签	数包
（2）治疗车	1台	（9）碘伏	1瓶
（3）手消液	1瓶	（10）酒精	1瓶
（4）一次性床单	1个	（11）新洁尔灭	1瓶
（5）无菌手套	1副	（12）激光防护眼镜	2副
（6）治疗盘	1个	（13）氦氖激光治疗仪1台	
（7）无菌纱布	数块		

三、护理要点

1. 治疗前对治疗仪器的激光传输系统进行检查，避免由于光纤损坏、污染，使传输效果下降，影响治疗效果。治疗仪器在运转时，不得堵塞、遮盖治疗仪器的散热风扇。

2. 根据患者皮损部位，协助患者取舒适卧位，避免着凉。

3. 治疗时根据患者的痛点、皮损面积大小，调整光源与病变部位的距离。一般每日照射2次，照射时间为每次每部位15～20分钟，光斑大小以覆盖皮损处为准，以保证有效的照射。

4. 告知患者在治疗过程中不得随意变换体位，保证光斑照射在皮损处，以保证有效的治疗效果。

5. 照射头面部时，注意遮挡双眼，避免引起眼炎或角膜炎。

6. 操作者必须戴防护镜，避免激光束直射眼睛。

7. 每治疗完一个患者，操作者要认真洗手，并用75%乙醇擦拭激光输出口及治疗仪器的外表，避免院内交叉感染。

8. 禁忌证：恶性肿瘤、严重出血性疾病患者禁用。

9. 每月对仪器进行检测，保证功率的稳定性。

10. 一般无操作并发症发生。

操作流程

洗手，戴口罩

⇩

评估患者治疗部位的皮肤情况

⇩

收集患者的一般资料、现病史、既往史、药物过敏史及有无治疗禁忌证等

⇩

耐心向患者讲解氦氖激光治疗的方法、过程、预期效果及不良反应等

⇩

充分沟通后，签署氦氖激光照射知情同意书

⇩

接通电源，预热仪器

⇩

调节室内温度在22～25℃

⇩

对皮损处进行拍照并存档

⇩

协助患者取舒适体位，充分暴露治疗部位；若皮损处有感染，先给予消毒处理

⇩

操作者和患者戴好防护眼镜

⇩

调节仪器参数

⇩

调整治疗头与皮损的位置并固定，开始治疗

⇩

治疗中注意观察患者的反应

⇩

治疗完毕，取下患者眼镜

⇩

治疗后观察照射部位皮肤的反应

⇩

向患者交待注意事项及复诊时间

⇩

整理用物

⇩

洗手，脱口罩

（袁越　刘丹）

第三节　高能紫外光照射技术

一、概述

高能紫外光治疗系统是一个紫外线辐射光源和能量发射装置，通过发射一定面积的高密度紫外光束，经过液态光导纤维传导，直接到达皮损部位，使局部的白细胞和抗体增加，以增强局部的抵抗能力，控制炎症发展，从而达到治疗目的。高能紫外光治疗仪的生物作用与机制：①中波高能辐照可导致 DNA、RNA 的损害和环丁烷嘧啶聚合物的生成；②表皮与真皮浅层易感细胞（尤其是 APC）可能会被凋亡机制破坏；③抑制细胞的免疫反应，改变细胞因子的分泌水平；④刺激黑素细胞的增殖，致黑素合成增加，促进黑素的转运；⑤增强维生素 D 的代谢，间接促进黑素生成。其主要用于治疗皮肤病变面积在 10% 以下的适合 PUVA 和 UVB 治疗的患者，亦可与窄谱 UVB 联合使用，治疗特殊部位、难治部位、顽固部位的皮损。治疗的疾病有白癜风、银屑病、顽固性特应性皮炎、蕈样肉芽肿、神经性皮炎、硬皮病。其他治疗有效的皮肤病，如：掌跖脓疱病、慢性手部皮炎、环状肉芽肿、扁平苔藓、毛发红糠疹、副银屑病、光敏性皮炎、脂溢性皮炎、嗜酸细胞性化脓性毛囊炎等。高能紫外光治疗仪的高能量、高密度、靶向性、精确性、顺应性可使治疗效果明显提高。

二、用物准备

物 品 名 称	数 量	物 品 名 称	数 量
（1）洁面乳	1 瓶	（6）治疗盘	1 个
（2）面巾纸	1 包	（7）激光防护眼镜	2 副
（3）照相机	1 部	（8）防紫外线布	1 块
（4）治疗车	1 台	（9）清洁手套	1 副
（5）手消液	1 瓶	（10）高能紫外光治疗仪	1 台

三、护理要点

1. 首次照射治疗前先测量最小红斑量（MED），密切观察照射部位的皮肤变化和不良反应。

2. 治疗操作时，治疗头一定要紧贴皮损部位，以免因漏光而降低治疗效果，同时注意光斑不可重叠照射，以免灼伤皮肤。操作动作要规范，力度适宜。

操作流程

洗手，戴口罩
⇩
评估患者治疗部位的皮肤情况
⇩
收集患者的一般资料、现病史、既往史、药物过敏史及有无治疗禁忌证等
⇩
耐心向患者讲解高能紫外光治疗的方法、过程、预期效果及不良反应等
⇩
充分沟通后，签署高能紫外光治疗知情同意书
⇩
接通电源，预热仪器
⇩
关好门窗，拉好窗帘,保持室内温度在22～25℃
⇩
清洁治疗部位的皮肤，拍照存档
⇩
协助患者取舒适体位，充分暴露治疗部位，用防紫外线遮挡布遮住正常皮肤并固定
⇩
操作者和患者戴好防护眼镜
⇩
操作者戴手套
⇩
调节仪器参数
⇩
调整治疗头的位置并固定
⇩
开始治疗
⇩
治疗中注意观察患者的反应
⇩
治疗完毕，取下患者眼镜
⇩
治疗后观察照射部位皮肤的反应
⇩
向患者交待注意事项及复诊时间
⇩
整理用物
⇩
洗手，脱口罩

3. 治疗过程中注意遮挡保护患者的正常皮肤，提醒患者戴好防护眼镜，并嘱其闭上眼睛。操作者也要戴好防护镜，避免光束直接照射眼睛。

4. 高能紫外光治疗仪每周治疗 2 次，前期治疗 8～16 次为一个疗程，之后再根据具体情况决定继续治疗方案。

5. 如果服用了增强光敏性药物不宜照射。妊娠妇女、卟啉病及对紫外线过敏者禁止照射。

6. 若照射部位出现红肿、脱屑、瘙痒、轻度疼痛、水疱、色素沉着等，及时进行对症处理。

（王聪敏）

第四节　准分子激光照射技术

一、概述

准分子激光是发光物质为卤族元素的氯和氙气的混合气体，在一定的光电刺激下，氯和氙能形成氯化氙。这种非常不稳定的状态，被称为准分子状态，其很快分解为氯和氙，在分解过程中能产生 308nm 的激光。308nm 准分子激光照射已广泛应用于皮肤科临床，其作用机制为：①刺激黑素细胞增生，促进黑素生成；②诱导 T 细胞凋亡；③促进维生素 D_3 生成；④激活假性过氧化氢酶。主要用于治疗白癜风、银屑病、白斑病、斑秃、皮炎、慢性湿疹等。准分子激光可安全地应用于从婴儿到老年人所有年龄段的人群。

二、用物准备

物　品　名　称	数　　量	物　品　名　称	数　　量
（1）洁面乳	1 瓶	（6）治疗盘	1 个
（2）面巾纸	1 包	（7）激光防护眼镜	2 副
（3）照相机	1 部	（8）防紫外线布	1 块
（4）治疗车	1 台	（9）清洁手套	1 副
（5）手消液	1 瓶	（10）准分子激光治疗仪	1 台

操作流程

洗手，戴口罩

↓

评估患者治疗部位的皮肤情况

↓

收集患者的一般资料、现病史、既往史、药物过敏史及有无治疗禁忌证等

↓

耐心向患者讲解准分子激光治疗的方法、过程、预期效果及不良反应等

↓

充分沟通后，签署准分子激光照射知情同意书

↓

接通电源，预热仪器

↓

关好门窗，拉好窗帘,保持室内温度在22～25℃

↓

清洁治疗部位的皮肤，拍照存档

↓

协助患者取舒适体位，充分暴露治疗部位

↓

操作者和患者戴好防护眼镜

↓

操作者戴手套

↓

调节仪器参数

↓

调整治疗头的位置并固定

↓

开始治疗

↓

治疗中注意观察患者的反应

↓

治疗完毕，取下患者眼镜

↓

治疗后观察照射部位皮肤的反应

↓

向患者交待注意事项及复诊时间

↓

整理用物

↓

洗手，脱口罩

三、护理要点

1. 治疗室要注意通风。氯和氖的混合气体是治疗中的一个耗材，气体罐的密封性比较重要，通常认为这些气体对人体的健康是有害的，因此要防止泄露的发生。

2. 光照前，操作者用白纸放在灯罩下照射检测，看是否有蓝紫光出现，从而保证照射的有效性。治疗部位不能涂有任何防晒霜或有防晒作用的药品及护肤品，用清水清洁治疗部位。

3. 患者需要佩戴防护镜，对于幼儿患者，有家长陪同协助时，家长也需要佩戴防护镜。会阴部位照射时注意遮挡保护。请勿直视工作状态中发出的紫外光，进行治疗时，操作者应戴上防护眼镜，以保护眼睛，避免光辐射对眼睛造成伤害。

4. 对 308nm 准分子激光的初次治疗者，应行最小红斑量（MED）测定，部位可选择腹部，照射 24 小时后观察并确定患者的 MED 值。根据测试结果选择初始能量，并根据每次照射后皮损处的反应调整剂量。

5. 治疗操作时，治疗头一定要紧贴皮损部位，以免因漏光而降低治疗效果，同时注意照射中不可移位。操作动作要规范，力度适宜。设置好治疗所需的紫外光剂量，灯箱升降到治疗部位后，再打开紫外灯开关，灯点亮进入工作状态。灯点亮时，不能升降灯箱，不能调节能量大小。

6. 避免手部直接接触工作状态中的紫外光，操作过程中应始终戴手套。

7. 光照两小时之后，注意观察白斑处是否有红斑出现，如无任何反应，则该次照射起始能量偏低，应视为无效照射，下次起始能量可按 MED 倍数调节，眼部、耳根、私密部位除外，以 10% ~ 15% 递增能量。

8. 密切观察患者皮损不良反应。308nm 准分子紫外光系统在治疗时仅在照射部位有轻微的灼热感，也可能出现局限性皮肤疼痛，自觉皮肤深处烧灼样或针刺样阵发性疼痛，一般无须特殊处理。治疗后一旦出现红肿、脱屑、瘙痒、疼痛、水疱、色素沉着等症状，应及时进行对症处理。照光后，红斑颜色偏紫（紫红色），建议能量不宜再增加，或适当调小。若出现水疱，水疱部位应停止照射，并外涂烧伤膏，叮嘱患者不可刺破水疱。光照后可能会有轻度灼热或灼痛感，部分患者有少量脱屑、红色丘疹或伴有轻度瘙痒，并不影响治疗，必要时可外用皮质类固醇激素减轻不适。故操作者需注意观察皮肤反应并准确判断。

9. 光照后要保持创面干燥，注意防感染、防水、防晒，但不建议涂抹防晒霜，可用遮阳伞防晒，如有不良反应及时与医生沟通。忌服光敏性的药物、食物，药物如四环素、氯丙嗪；食物如香菜、芹菜、油菜、菠菜、木耳等。告诫患者应注意休息，劳逸结合，生活有规律，注意加强锻炼，提高机体抵抗力。

10. 禁忌证：①光敏感者；②放化疗后免疫抑制的患者；③妊娠期者；④皮损处有破损、感染者；⑤瘢痕瘤或有过瘢痕瘤形成史患者、胎记瘤或有过胎记瘤形成史患者；⑥扩散性扁平细胞癌患者。

（王聪敏）

第五节 红蓝光照射技术

一、概述

红蓝光治疗仪选用窄谱光源所发出的一种冷光，不产生高热，不会灼伤皮肤，其将光能转为细胞内能量，是治疗痤疮和嫩肤比较安全而且效果显著的仪器。用红光和蓝光结合起来治疗痤疮，可很好地清除炎性及囊肿型痤疮，并改善免疫机制。单纯的红光照射还有改善皱纹、收缩毛孔、增加皮肤弹性等嫩肤的作用。红蓝光治疗仪采用高纯度、高功率密度的红光、蓝光及黄光对皮肤进行照射，能改变细胞结构，杀死细菌，为新生细胞提供一个适合的环境，增强新胶原弹性蛋白和胶原蛋白的生成，促进细胞生长。

二、用物准备

物品名称	数量	物品名称	数量
（1）洁面乳	1瓶	（5）手消液	1瓶
（2）面巾纸	1包	（6）治疗盘	1个
（3）照相机	1部	（7）激光防护眼镜	1副
（4）治疗车	1台	（8）红蓝光治疗仪	1台

三、护理要点

1. 详细了解患者的病情、年龄、职业与发病的相关因素，包括饮食习惯，睡眠质量，使用过何种药物及化妆品，女性月经史，妊娠史等，详细询问患者的既往病史，排除光敏性疾病、湿疹、自身免疫性疾病、卟啉症等治疗的禁忌证。

2. 护理人员应对痤疮患者进行针对性的健康宣教及心理疏导，向患者解释痤疮常见病因、常用治疗方案和愈后情况，调整患者心态，缓解患者的不良情绪。

操作流程

洗手，戴口罩

⇩

评估患者治疗部位的皮肤情况

⇩

收集患者的一般资料、现病史、既往史、药物过敏史及有无治疗禁忌证等

⇩

耐心向患者讲解红蓝光照射治疗的方法、过程、预期效果及不良反应等

⇩

充分沟通后，签署红蓝光照射知情同意书

⇩

接通电源，预热仪器

⇩

清洁治疗部位的皮肤，拍照存档

⇩

协助患者取舒适体位，充分暴露治疗部位

⇩

操作者和患者戴好防护眼镜

⇩

调整好治疗头与治疗部位的位置

⇩

调节仪器参数，开始治疗

⇩

治疗过程中注意观察患者的反应，加强与患者之间的沟通，消除患者的紧张情绪

⇩

治疗完毕，推开仪器，取下患者眼镜，协助患者下床

⇩

注意观察患者治疗后的皮肤反应

⇩

向患者交代注意事项及复诊时间

⇩

整理用物

⇩

洗手，脱口罩

3. 治疗过程中，充分暴露照射的皮损，照射距离应保持在有效范围之内，保证照射的有效性。照射剂量 3.30W/cm^2（治疗约 20 分钟），每周 2 次，治疗 8 周为一疗程。

4. 照射头面部时，注意戴好专用防护镜，使眼睛全部遮盖住，并嘱患者闭上眼睛，避免引起眼炎或角膜炎。

5. 嘱患者在日常皮肤护理中，避免使用磨砂类清洁产品。应使用温和的控油产品，在祛除多余油脂的同时不破坏脂质结构。因为过度清洁不仅会破坏皮肤正常的屏障功能，同时还会刺激皮脂腺分泌更多的油脂，加重痤疮。建议患者最好选用医学护肤品中的控油洁面产品。

6. 嘱患者保证充足的睡眠，治疗期间要规律生活，保持精神愉快，经常参加户外体育活动。

7. 在护理过程中应重视患者的饮食护理，指导患者调整饮食，养成良好的饮食习惯，并向患者讲解刺激性食物和高脂肪食物均可促进皮脂腺细胞过量分泌皮脂，而且摄入过多含糖量高的食物时，进入体内的糖原会转变为脂肪而间接影响皮脂分泌，因此应避免进食辛辣刺激性食物，宜低脂、低糖饮食，多进食新鲜水果、蔬菜及富含维生素的清淡饮食。

8. 指导患者正确使用外用药物，如维 A 酸乳膏、他扎罗汀等应在晚上睡前使用，勿涂抹于皮肤破溃处，避免接触眼睛及黏膜，用药部位避免日光照射，使用时如出现烧灼感、瘙痒、红肿等情况应停药，并清除局部药物，避免皮肤继续受损。

9. 禁忌证：①近 6 个月使用维 A 酸类药物者；②光敏性疾病及精神病患者；③合并系统性疾病或其他严重皮肤病者，如红斑狼疮、银屑病、湿疹等；④妊娠期或哺乳期妇女。

10. 红蓝光治疗后，皮肤通常较为干燥，可选用一些水性护肤品进行适当补水，忌用具有强挥发性、油性的护肤品。

（徐晓敏　李娜）

第六节　二氧化碳激光治疗技术

一、概述

二氧化碳激光属于不可见光，是由二氧化碳气体分子受电激励后所产生的激光束，其特点是光束细，能量密度高，可释放 10600nm 红外线波长，使用波长为 633nm 的氦氖激光或红色的半导体激光作为瞄准光。该波长被组织中水强烈吸收并迅速加热进而汽化，其热效应能有效地烧灼、切割、汽化组织，达到治疗目的。二氧化碳激光在医学美容中主要用于治疗皮肤表面各种赘生物、各类痣、疣、皮脂腺囊肿、腱鞘囊肿等。近几年，二氧化碳激光皮肤重建术不断用于治疗皱纹、痤疮瘢痕和皮肤光老化。

二、用物准备

物 品 名 称	数 量	物 品 名 称	数 量
（1）洁面乳	1瓶	（13）无菌纱布	数块
（2）面巾纸	1包	（14）盐酸利多卡因注射液	数支
（3）照相机	1部	（15）1ml注射器	数支
（4）治疗车	1台	（16）红霉素软膏	1支
（5）手消液	1瓶	（17）防敏胶带	1卷
（6）治疗盘	1个	（18）棉签	数包
（7）一次性手套	1盒	（19）创可贴	数片
（8）表面麻醉剂	数支	（20）生理盐水	1袋
（9）密封膜	1卷	（21）激光防护眼镜	2副
（10）75%乙醇	1瓶	（22）二氧化碳激光治疗	1台
（11）0.1%新洁尔灭	1瓶	（23）吸烟机	1台
（12）碘伏	1瓶		

三、护理要点

1. 把握好治疗的深度。治疗深度过浅，未能将增生组织完全祛除，则皮损易复发；如治疗过深则容易留下疤痕、色沉等不良反应。所以在临床上需要不断总结实践操作中的经验，准确把握汽化的深度。如为激光灸，使用散焦镜头，功率密度调至 $100 \sim 200mW/cm$。角质层厚的部位可略高但不宜超过 $250mW/cm$。照射距离为 $150 \sim 200cm$，以局部舒适有温热感为宜，每次治疗 $10 \sim 15min$。如为瘢痕灸，使用聚焦镜头，功率密度 $250 \sim 477mW/cm$。

2. 治疗时要适当地模糊治疗边界，在皮损处可以治疗较深，但在边缘处治疗要浅，从深到浅过渡到非治疗区皮肤。

3. 在做眼睑皮肤治疗时，观察激光与组织的反应，以避免皮肤组织的过度收缩，使巩膜外露或眼睑外翻。

4. 皮肤表面的某些赘生物或皮损可能是一种癌前病变，进行治疗时应注意重视。

操作流程

洗手，戴口罩

↓

评估患者治疗部位的皮肤情况

↓

收集患者的一般资料、现病史、既往史、药物过敏史及有无治疗禁忌证等

↓

耐心向患者讲解二氧化碳激光治疗的方法、过程、预期效果及不良反应等

↓

充分沟通后，签署二氧化碳激光治疗知情同意书

↓

清洁治疗部位的皮肤，拍照存档

↓

如治疗区需表面麻醉，外涂表面麻醉剂，外敷密封膜，一般1~2小时后即可开始治疗

↓

首先打开水循环系统，并检查水流是否通畅，水循环系统如有故障时，不得开机

↓

检查各机钮是否在零位

↓

接通电源，依次开启低压、高压开关，并调至激光器最佳工作电流量，预热仪器

↓

调节室内温度保持在22~25℃

↓

协助患者取舒适体位，充分暴露治疗部位

↓

操作者和患者戴好防护眼镜

↓

操作者戴手套

↓

治疗部位皮肤常规消毒，如敷表面麻醉剂，先擦除干净后，再常规消毒

↓

如需浸润麻醉，局部行盐酸利多卡因注射液麻醉

↓

设置仪器参数，打开吸烟机，开始治疗。缓慢调整激光器，按治疗需要而定

↓

治疗中注意观察患者的反应及治疗皮肤的反应

↓

治疗完毕，按与开机相反顺序关闭各种机钮

↓

取下患者眼镜，在治疗处外涂红霉素软膏，如皮肤重建术即刻给予生理盐水湿敷

↓

密切观察患者治疗后反应

↓

向患者交待注意事项及复诊时间

↓

整理用物

↓

洗手，脱口罩

5. 保持创面的清洁、干燥，至少 3 ~ 7 天避免沾水，周围皮肤可用湿毛巾清洁。治疗后的创面根据医嘱外用或不用抗生素药膏，防止细菌感染。

6. 结痂后不得强行脱痂，以防损伤表皮，延长治愈时间。皮肤结痂瘙痒过程中不能抓挠。暴露部位的创面脱痂后，避免日光照射或涂防晒霜以防色素沉着。如果发生色素沉着可涂去瘢霜，或等 3 个月以上自然消退。脱痂后，检查病损有无残留，如有残留，应复诊，及早补作治疗。

7. 激光工作间要有激光安全的警告标志，禁止无关人员随意进出。室内要安装抽气装置，保持室内空气新鲜。室内要尽量减少放置有反光的镜面或器具，以防止激光束在室内反射造成对人体的伤害。

8. 在操作过程中严禁激光头对着治疗以外的部位，以免误伤，特别要注意对眼睛的防护。

9. 烧灼或切割治疗时，尽量使用吸烟机协助排除烟雾，以防止污染。

10. 禁忌证：①全身性红斑狼疮等部分自身免疫性疾病者；②瘢痕疙瘩者；③最近一年内使用维 A 酸药物者；④不接受磨削术风险者；⑤对治疗期望值过高及不稳定个性者；⑥治疗部位皮肤破损或存在感染病灶者。

11. 密切观察患者治疗部位皮肤的反应，一旦出现水肿、渗出、红斑、瘙痒感、痤疮、粟丘疹、色素沉着、色素减退、瘢痕等症状，及时进行对症处理。

（王聪敏）

第七节　铒激光治疗技术

一、概述

铒激光波长为 2940nm，和水的最大吸收峰值一致，可被水极强地吸收。由于铒激光的能量几乎完全被水所吸收，能量转换率极高，而脉冲宽度仅在数毫秒以内或更短，因此富含水分的皮肤组织一旦被铒激光击中就会直接被汽化；同时由于脉宽极短，热能又很少传递到周围组织，因此铒激光具有精确的表皮磨削功能，并且磨削创面残留的坏死组织很少，从而用较小的能量获得较大的效果，可以非常精确地切割、磨削和切除软组织，有利于皮肤组织的快速愈合。铒激光在临床中常用于治疗面部老化，祛除眼眶、口角等处皱纹和外伤性、痤疮性瘢痕，还可治疗色斑、咖啡牛奶斑、贝克痣、表皮痣、黄褐斑、汗管瘤、皮脂腺瘤及光化性角化病、脂溢性角化病等皮肤病。

二、用物准备

物 品 名 称	数　量	物 品 名 称	数　量
（1）洁面乳	1 瓶	（12）75% 乙醇	1 瓶
（2）面巾纸	1 包	（13）生理盐水	1 袋
（3）照相机	1 部	（14）无菌纱布	数块
（4）治疗车	1 台	（15）棉签	数包
（5）手消液	1 瓶	（16）红霉素软膏	1 支
（6）治疗盘	1 个	（17）冰袋	数块
（7）一次性手套	1 盒	（18）防敏胶带	1 卷
（8）表面麻醉剂	数支	（19）激光防护眼镜	2 副
（9）密封膜	1 卷	（20）铒激光治疗仪	1 台
（10）0.1% 新洁尔灭	1 瓶	（21）吸烟机	1 台
（11）碘伏	1 瓶		

三、护理要点

1. 根据患者年龄、皮肤类型、治疗部位、皮损情况等选择相应的治疗参数。治疗一般从皮损边缘开始逐渐向中心进行扫描，每个光斑之间根据皮损情况可有重叠。铒激光是非平行光束，通过移动手具与治疗部位的距离，来调整能量达到需要的治疗作用。铒激光的优势就在于发生汽化，周围正常皮肤保留正常的颜色，治疗后的复发率明显低于二氧化碳的激光；其缺点是在术中容易出血。

2. 激光治疗中，要充分考虑到患者的皮肤类型、皮脂腺密度、光损害程度、形成瘢痕增生和炎症后色素沉着和减退倾向。

3. 治疗后皮肤出现剥脱或干燥，一周内不可使用刺激性护肤品，如：香皂、泡沫洗面奶等，应根据皮肤类型选择温和的医学护肤品。适当的护肤品能增加皮肤所需要的水分、营养，增加角质形成细胞活力，修复皮肤屏障功能。

4. 术后禁食辛辣刺激性食物，禁烟、酒等。

5. 患者术后尽量避免日晒和使用广谱的遮光剂，建议使用 SPF30 以上的防晒霜，以防色素沉着的发生。

6. 禁忌证：①皮损处有破损、感染者；②患有糖尿病、高血压、心血管疾患或肺部疾患等内科疾病者；③活动期银屑病、白癜风、严重的湿疹等易出现同形反应者；④瘢痕体质者；⑤期望值过高或不合作者；⑥最近使用异维 A 酸者；⑦孕妇及哺乳期患者。

7. 密切观察患者治疗部位皮肤的反应，一旦出现并发症，及时给予处理。

操作流程

洗手，戴口罩

⇩

评估患者治疗部位的皮肤情况

⇩

收集患者的一般资料、现病史、既往史、药物过敏史及有无治疗禁忌证等

⇩

耐心向患者讲解铒激光治疗的方法、过程、预期效果及不良反应等

⇩

充分沟通后，签署铒激光治疗知情同意书

⇩

清洁治疗部位的皮肤，拍照存档

⇩

如治疗区需表面麻醉，外涂表面麻醉剂，外敷密封膜，一般1~2小时后即可开始治疗

⇩

接通电源，预热仪器

⇩

调节室内温度保持在22~25℃

⇩

协助患者取舒适体位，充分暴露治疗部位

⇩

操作者和患者戴好防护眼镜

⇩

操作者戴手套

⇩

治疗部位皮肤常规消毒，如敷表面麻醉剂，先擦除干净后，再常规消毒

⇩

设置仪器参数，选择适合的治疗手具

⇩

打开吸烟机，开始治疗

⇩

治疗中注意观察患者的反应及治疗皮肤的反应

⇩

治疗完毕，取下患者眼镜

⇩

用无菌纱布包裹冰袋，给予冰敷

⇩

密切观察患者治疗后反应，如有不适及时给予处理，冰敷后涂抹红霉素软膏

⇩

向患者交待注意事项及复诊时间

⇩

整理用物

⇩

洗手，脱口罩

（安俞熙）

第八节 点阵激光治疗技术

一、概述

点阵激光是基于局灶性光热作用，利用一些特殊的技术手段（激光在皮肤上平均地打上微细的小孔），使激光发射出很多口径细小且一致的光束，从而在皮肤层形成热剥脱、热凝固、热效应三个区域，继而引起一系列的皮肤生化反应。这种点阵状刺激会均匀地启动皮肤的修复程序，最终导致表皮和真皮在内的全层皮肤发生重塑和重建，达到紧肤、嫩肤及祛除色斑的效果。由于点阵激光治疗只会覆盖部分皮肤组织，新打上的小孔又不会互相重叠，所以部分正常皮肤得到保留，加快复原。点阵激光技术是一种皮肤美容技术，是介于有创和无创之间的一种微创治疗。它既有侵袭性治疗的快速和显著效果，又具有非侵袭性治疗副作用小、恢复时间短的优势，集二者的优点为一体。点阵激光目前可用于皮肤重建、治疗痤疮瘢痕、手术疤痕、外伤性疤痕和烫伤性疤痕，治疗皱纹、黄褐斑、淡化、消除色斑、浅表色素增生、Civatte 皮肤异色症、皮肤松弛、光老化皮肤等。

二、用物准备

物 品 名 称	数 量	物 品 名 称	数 量
（1）洁面乳	1 瓶	（12）75% 乙醇	1 瓶
（2）面巾纸	1 包	（13）生理盐水	1 袋
（3）照相机	1 部	（14）无菌纱布	数块
（4）治疗车	1 台	（15）棉签	数包
（5）手消液	1 瓶	（16）红霉素软膏	1 支
（6）治疗盘	1 个	（17）冰袋	数块
（7）无菌手套	1 副	（18）防敏胶带	1 卷
（8）表面麻醉剂	数支	（19）激光防护眼镜	2 副
（9）密封膜	1 卷	（20）吸烟机	1 台
（10）0.1% 新洁尔灭	1 瓶	（21）点阵激光治疗仪	1 台
（11）碘伏	1 瓶		

操作流程

洗手，戴口罩

⇩

评估患者治疗部位的皮肤情况

⇩

收集患者的一般资料、现病史、既往史、药物过敏史及有无治疗禁忌证等

⇩

耐心向患者讲解点阵激光治疗的方法、过程、预期效果及不良反应等

⇩

充分沟通后，签署点阵激光治疗知情同意书

⇩

清洁治疗部位的皮肤，拍照存档

⇩

如治疗区需表面麻醉，外涂表面麻醉剂，外敷密封膜，一般1~2小时后即可开始治疗

⇩

接通电源，预热仪器20分钟

⇩

调节室内温度保持在22~25℃

⇩

协助患者取舒适体位，充分暴露治疗部位

⇩

操作者和患者戴好防护眼镜

⇩

操作者戴手套

⇩

治疗部位皮肤常规消毒，如敷表面麻醉剂，先擦除干净后，再常规消毒

⇩

设置仪器参数，选择适合的治疗手具

⇩

打开吸烟机，开始治疗

⇩

治疗中注意观察患者的反应及治疗皮肤的反应

⇩

治疗完毕，取下患者眼镜

⇩

用无菌纱布包裹冰袋，给予冰敷

⇩

密切观察患者治疗后反应，如有不适及时给予处理，无不适者冰敷后涂抹红霉素软膏

⇩

向患者交待注意事项及复诊时间

⇩

整理用物

⇩

洗手，脱口罩

三、护理要点

1. 点阵激光相比传统的激光，能直达脸部皮肤的真皮深层，激发损伤部位的真皮组织进行修复，使真皮层产生更多的胶原并重新排列，起到嫩肤效果。

2. 痤疮瘢痕较深或皱纹严重的患者通常需要使用高能量设置，以使得激光可以穿透的更深，继而重塑皮肤深层胶原结构。

3. 点阵激光采用的是点阵激光系统，利用该激光对组织的消融作用，可在皮肤上打出直径为 120～1200μm 的微孔，孔间距为 500μm，这些微孔能在治疗后一天内闭合，用肉眼也难以看见，很少出现渗液、出血和感染。点阵激光的激光束极其细小，发射得非常快，而且激光束的热量是分次到达皮肤的，使皮肤有一个承受热量的缓冲期，在减轻痛感和减少副作用方面效果较好。

4. 在治疗色素性皮肤病时，由于病变一般比较表浅，应当使用低能量和高密度参数。由于点阵激光的穿透力强，创伤性小，并且确保点阵微孔覆盖均匀，避免了光斑重叠。操作中避免同一部位多回合治疗。

5. 治疗眶周皮肤时，放置眼球保护罩，保护眼睛。如果眶周皮肤不需治疗，可使用湿润的纱布覆盖双眼。

6. 汽化型点阵治疗应遵循外科无菌原则，治疗前患处常规消毒，接触治疗区的任何物品都应保持无菌状态。治疗后，拆卸治疗头的定距尺，清洗后消毒灭菌。

7. 治疗时，激光直接穿透的部位形成矩阵状的小白点。这些小点周围的皮肤立即启动横向修复机制，在 8 小时以内表皮就会完全愈合，可以洗脸、洗澡。

8. 治疗后即刻给予皮肤局部冰敷数分钟，并在治疗后的数小时内反复多次冰敷。这样不仅能缓解疼痛不适，还能减轻治疗后的肿胀。冰敷时注意无菌操作。

9. 术后 3～6 天左右，小白点处的痂皮脱落，皮肤恢复正常外观。而内部的胶原再生可以长达 6 个月甚至 6 年。

10. 红斑和肿胀是常见的术后并发症，会在数天内消退，告知患者不要紧张，如出现其他并发症应及时就诊。

11. 指导患者术后使用修复类的护肤品，重视皮肤的日常护理。告知患者防晒的重要性及防晒产品的选择和使用。

12. 禁忌证：①妊娠、哺乳期妇女；②局部皮肤活动性感染者；③活动期银屑病、白癜风、系统性红斑狼疮、严重的湿疹等易出现同形反应者；④瘢痕体质者；⑤精神病患者，期望值过高或不合作者；⑥最近使用异维A酸者；⑦严重糖尿病、高血压患者；⑧光过敏者；⑨曾行化学剥脱术、磨削术及其他换肤术者；⑩使用维甲酸药物者。

（杨蓉娅）

第九节　氩离子激光治疗技术

一、概述

氩离子激光仪是一种惰性气体离子激光器，是目前在可见光区域输出功率最高的一种连续工作的激光器。它以离子态的氩为工作物质，有 35 条以上谱线，其中以 488nm 和 514nm 两条谱线为最强，可通过光导纤维传递。此谱在血色素中有一个高吸收峰值，氩离子激光照射时，血管内膜产生变性，管腔阻塞，继之血管组织纤维化而达到治疗目的。氩离子激光仪在皮肤科常用于治疗皮肤血管异常性疾病，如血管瘤、鲜红斑痣等。

二、用物准备

物 品 名 称	数　　量	物 品 名 称	数　　量
（1）洁面乳	1 瓶	（9）碘伏	1 瓶
（2）面巾纸	1 包	（10）75% 乙醇	1 瓶
（3）照相机	1 部	（11）0.1% 新洁尔灭	1 瓶
（4）治疗盘	1 个	（12）无菌纱布	数块
（5）手消液	1 瓶	（13）密封膜	1 卷
（6）激光防护眼镜	2 副	（14）红霉素软膏	1 支
（7）一次性手套	1 盒	（15）棉签	1 包
（8）表面麻醉剂	数支	（16）氩离子激光治疗仪	1 台

三、护理要点

1. 治疗时要保持点与点之间距离均匀，烧灼深浅一致，防止不良反应的发生。

2. 对位置较深的血管瘤，可将光纤末端插入皮损处进行照射。若皮损位于肢体部位，可抬高患肢，使血液回流，以利于治疗。

3. 术后嘱患者保持创面干燥，大约 1～2 周痂皮自然脱落，注意防晒。

4. 治疗不配合的婴幼儿患者，由于患儿哭喊、不配合导致皮损处血压升高，容易出血，不易凝固，特别是头面部较大的海绵状血管瘤或混合性血管瘤。治疗此类人群时建议给予全身麻醉下进行。

5. 禁忌证：①瘢痕体质者；②妊娠期妇女；③有凝血功能障碍史或使用抗凝药物者；④有任何活动性感染者；⑤皮损处有破损者。

操作流程

洗手，戴口罩

⇩

评估患者治疗部位的皮肤情况

⇩

收集患者的一般资料、现病史、既往史、药物过敏史及有无治疗禁忌证等

⇩

耐心向患者讲解氩离子激光治疗的方法、过程、预期效果及不良反应等

⇩

充分沟通后，签署氩离子激光照射知情同意书

⇩

清洁治疗部位的皮肤，拍照存档

⇩

如治疗区需表面麻醉，外涂表面麻醉剂，外敷密封膜，一般1~2小时后即可开始治疗

⇩

接通电源，预热仪器

⇩

调节室内温度保持在22~25℃

⇩

协助患者取舒适体位，充分暴露治疗部位

⇩

操作者和患者戴好防护眼镜

⇩

操作者戴手套

⇩

治疗部位皮肤常规消毒，如敷表面麻醉剂，先擦除干净后，再常规消毒

⇩

设置仪器参数，开始治疗

⇩

治疗中注意观察患者的反应

⇩

治疗完毕，取下患者眼镜

⇩

治疗后注意观察患者反应及照射部位皮肤的反应

⇩

如无不良反应，治疗区涂抹红霉素软膏

⇩

向患者交待注意事项及复诊时间

⇩

整理用物

⇩

洗手，脱口罩

6. 密切观察患者治疗部位皮肤的反应，一旦出现红肿、出血、水疱等症状，及时对症处理。

（李海涛）

第十节　光动力治疗技术

一、概述

光动力疗法又称艾拉光动力疗法（ALA – PDT），是一种联合应用 5 – 氨基酮戊酸及相应光源，通过光动力学反应选择性破坏病变组织的全新技术。它是在光敏剂参与及光的作用下，将光敏剂输入人体，在一定时间后，以特定波长的光照射病变部位，通过一系列光化学和光生物学反应，在分子氧的参与下，产生单态氧和（或）自由基，氧化破坏组织和细胞中的各种生物大分子，使有机体细胞或生物分子发生功能或形态变化，导致异常增生活跃的细胞发生不可逆的损伤和坏死，最终使细胞死亡，达到治疗目的。因其组织选择性好、侵袭性低、作用表浅、全身不良反应少及良好的美容效果等诸多优点，目前已作为一种局部治疗方法，广泛应用于皮肤科和整形外科。主要用于治疗尖锐湿疣、银屑病、痤疮、扁平疣、跖疣、鲜红斑痣、鲍温病、日光性角化病、基底细胞癌、鳞状细胞癌等癌前期皮肤病和皮肤恶性肿瘤。

二、用物准备

物 品 名 称	数 量	物 品 名 称	数 量
（1）洁面乳	1 瓶	（11）治疗杯	1 个
（2）面巾纸	1 包	（12）一次性搅拌棒	1 个
（3）照相机	1 部	（13）胶布	1 卷
（4）治疗车	1 台	（14）密封膜	1 卷
（5）手消液	1 瓶	（15）避光袋	1 个
（6）治疗盘	1 个	（16）清洁手套	1 副
（7）0.1% 新洁尔灭	1 瓶	（17）激光防护眼镜	2 副
（8）一次性注射器	1 支	（18）5 – 氨基酮戊酸	按需
（9）棉签	1 包	（19）保湿凝胶	按需
（10）无菌棉片	数块	（20）光动力治疗仪	1 台

操作流程

洗手，戴口罩

⇩

评估患者治疗部位的皮肤情况

⇩

收集患者的一般资料、现病史、既往史、药物过敏史及有无治疗禁忌证等

⇩

耐心向患者讲解光动力治疗的方法、过程、预期效果及不良反应等

⇩

充分沟通后，签署光动力治疗知情同意书

⇩

关好门窗，拉好窗帘，保持室内温度在22～25℃

⇩

清洁治疗部位的皮肤，拍照存档

⇩

戴好手套

⇩

根据患者病情需要，遵医嘱配制合适浓度的药物

⇩

协助患者取舒适体位，充分暴露治疗部位

⇩

均匀涂抹光敏剂，上敷密封膜后胶布固定，并用避光袋遮盖

⇩

停留时间结束后，清除光敏剂

⇩

操作者和患者戴好激光防护眼镜

⇩

调节仪器参数，调整治疗头的位置并固定，开始照射，一般照射时间为20～30分钟

⇩

照射过程中密切观察患者反应，如有不适及时给予处理

⇩

照射结束后，取下患者眼镜

⇩

密切观察患者治疗后的局部皮肤反应和患者有无不适

⇩

向患者交待注意事项及复诊时间

⇩

整理用物

三、护理要点

1. 药液应现用现配，根据病情选择合适浓度的药物。浓度过高易引起皮肤红肿、明显疼痛，严重时会产生水疱。

2. 新鲜药液湿敷患处 3 小时，并根据具体情况进行相应的局部封包。

3. 红光照射病灶局部，照射时间通常为 20 分钟。治疗时根据患者病变部位的高度调节治疗仪，光板距离皮肤 2~6cm，并嘱患者保持体位，闭上双眼，戴好专用安全防护眼镜，勿移动身体。

4. 涂抹光敏剂后避免紫外线和明亮的可见光，否则影响药物吸收。

5. 用药前嘱患者及家属备好避光物品（墨镜，阳面房间挂暗色窗帘，室内换加罩台灯或 20W 以下灯泡，避免使用日光灯等）。治疗前告诉患者不宜大量饮水，敷药和照光期间不得排尿。

6. 治疗后须避强光直射 1~2 个月，体表创面应保持清洁、干燥，防止感染。

7. 避光期后根据皮肤见光反应情况逐渐增加照光量至正常。

8. 避光期内可口服维生素 C、维生素 E 或胡萝卜素等，以减轻皮肤光敏反应。

9. 需多次治疗者，应待皮肤光敏反应完全消失后方可进行。同一部位病变的重复治疗应待该部位皮肤完全恢复正常后再进行。

10. 禁忌证：①光敏性皮肤病患者；②放、化疗后免疫抑制的患者；③妊娠期患者；④皮损处有破损、感染者。

11. 密切观察患者治疗部位皮肤的反应。最常见的不良反应是照光时局部出现针刺样疼痛，大部分患者可以忍受，或稍后会自行缓解，嘱患者不必过度紧张，一般无须做特殊处理。对疼痛明显者，可局部外用复方利多卡因乳膏或通知医生做进一步处理。一旦出现红肿、瘙痒、疼痛、水疱、色素沉着等症状，及时对症处理。

（王聪敏　余明莲）

第十一节　调 Q 开关激光治疗技术

一、概述

调 Q 激光治疗仪采用光致爆破原理，即通过毫秒、微秒级的超脉冲时间，激光瞬间可以透过皮肤的表皮到达皮肤的深层，使皮肤内部的色素颗粒瞬间粉碎，粉碎的色素颗粒会被人体的巨噬细胞吞噬后，慢慢运走。由于特定波长的激光能通过表皮及真皮层到达病变的色素组织，只对色素颗粒发挥作用，所以皮肤的表皮极少损伤甚至没有损伤，对皮肤的纹理无明显的伤害，因此皮肤上不会留疤痕。调 Q 开关激光治疗技术是应用选择性光热作用原理，经 Q 开关技术调试后，释放出高强能量密度、极短脉冲宽度的激光。目前 Q 开关激光有四种：倍频 Q 开关 Nd：YAG 532nm 激光、Q 开关红宝石激光、Q 开关翠绿宝石激光和 Q 开关 Nd：YAG 1064nm 激光。由于脉冲宽度短于黑素小体的热弛豫时间，已被用作选择性针对黑素小体的手段来治疗色素性皮肤病变、混合色素形成的色素沉着及外伤性色素沉着，如：①各种痣、斑：太田痣、伊藤痣、颧部褐青色痣、雀斑样痣、斑痣、交界痣，获得性太田痣样斑、咖啡斑、蒙古斑、黄褐斑、咖啡斑，黑变病，脂溢性角化病等。②文身、文眉、文眼线、文唇线及外伤性文身等色素性皮肤病变。

二、用物准备

物 品 名 称	数 量	物 品 名 称	数 量
（1）洁面乳	1 瓶	（10）75％乙醇	1 瓶
（2）面巾纸	1 包	（11）0.1％新洁尔灭	1 瓶
（3）照相机	1 部	（12）无菌纱布	数块
（4）治疗车	1 台	（13）红霉素软膏	1 支
（5）手消液	1 瓶	（14）防敏胶带	1 卷
（6）治疗盘	1 个	（15）棉签	数包
（7）一次性手套	1 盒	（16）冰袋	数块
（8）表面麻醉剂	数支	（17）激光防护眼镜	2 副
（9）密封膜	1 卷	（18）调 Q 开关激光治疗仪	1 台

三、护理要点

1. 治疗中根据患者的色素深浅、皮肤状态、年龄等因素选择治疗参数。治疗时激光头垂直对准病灶，按一定顺序从边缘开始向中心进行扫描，避免遗漏，以保证每处皮损均得到有效的治疗。治疗期间注意与患者沟通，经常询问患者的感受，并细心观察治疗部位皮肤的反应。

2. 注意眼睛的防护，Q 开关激光能引起永久性视网膜损伤，造成失明。治疗时房间内所有人员均应佩戴相应的防护眼镜。由于一些色素性疾病的皮损靠近眼睛，在治疗时要特别注意对眼睛的防护，尤其是不配合的患者，如婴幼儿等。治疗室外应贴有激光危险的标志，室内不能有反光材料。

操作流程

洗手，戴口罩

⇩

评估患者治疗部位的皮肤情况

⇩

收集患者的一般资料、现病史、既往史、药物过敏史及有无治疗禁忌证等

⇩

耐心向患者讲解调Q开关激光治疗的方法、过程、预期效果及不良反应

⇩

充分沟通后，签署调Q开关激光治疗知情同意书

⇩

清洁治疗部位的皮肤，拍照存档

⇩

如治疗区需表面麻醉，外涂表面麻醉剂，外敷密封膜，一般1~2小时后即可开始治疗

⇩

接通电源，预热仪器

⇩

关好门窗，拉好窗帘，保持室内温度在22~25℃

⇩

协助患者取舒适体位，充分暴露治疗部位

⇩

操作者和患者戴好防护眼镜

⇩

操作者戴手套

⇩

治疗部位皮肤常规消毒，如敷表面麻醉剂，先擦除干净后，再常规消毒

⇩

设置仪器参数，开始治疗

⇩

治疗中注意观察患者反应

⇩

治疗完毕，取下患者眼镜

⇩

无菌纱布包裹冰袋，给予冰敷

⇩

密切观察患者治疗后反应

⇩

冰敷后，治疗部位外涂红霉素软膏

⇩

衣物、头发等摩擦部位，给予无菌纱布包扎，其余部位暴露

⇩

向患者交待注意事项及复诊时间

⇩

整理用物

⇩

洗手，脱口罩

3. 治疗完毕，取下患者眼罩。由于每个人的体质与皮肤特性不同，激光治疗后的反应也不尽相同，个别患者会出现红肿现象，可用冰敷来缓解。冰敷可防止热量向更深层次的组织传导，减轻治疗区域组织热损伤，减轻局部的疼痛感及预防并发症。禁止用力压在皮损上面或者来回擦揉，以防破坏表皮，引起继发感染。同时冰敷时注意无菌操作，在同一部位不要停留时间过久，以免冻伤皮肤。

4. 激光治疗后会有少量的出血，之后会出现结痂，几天后痂皮自行脱落，故不应用手撕去结痂，以免形成瘢痕。术后一周内创面禁止接触水，可使用棉棒蘸水擦拭眼睛周围以免感染。

5. 在治疗没有把握的色素性疾病时，可在边角的位置进行试验治疗，然后等待 2～3 个月后，通过对试验区域的结果观察，决定是否对其余的皮损进行治疗。

6. 大光斑低能量调 Q 开关 Nd：YAG 1064 nm 激光治疗法用于治疗黄褐斑，其瞬间产生的高强度的辐射能量，集中作用于皮肤上的黄褐斑色素组织颗粒上，疗效较明显。但是停止治疗后患者有复发的可能，治疗前应注意与患者充分沟通。术后注意防晒，刚做完激光后皮肤对阳光很敏感，治疗后三个半月到半年内要注意防晒，指导患者应用防晒、美白、祛斑类产品，防止色素沉着或复发。

7. 尽量少用对皮肤有刺激性的化妆品，轻揉面部，不可用力过猛。不吃含色素过高的食物，防止色素在局部沉着，同时也不吃辛辣的食物。

8. 禁忌证：①瘢痕体质者；②妊娠期及哺乳期妇女；③治疗部位皮肤破损或存在感染病灶者。

9. 密切观察患者治疗部位皮肤的反应，一旦出现色素沉着、色素减退、感染、瘢痕等症状，及时进行对症处理。

（安俞熙　王爱华）

第十二节　染料激光治疗技术

一、概述

染料激光是以有机染料为工作物质的可调谐激光器，根据工作物质状态的不同，染料激光器可分为液体染料激光器、固体染料激光器和气体染料激光器。目前在临床应用较广泛的是液体染料激光器。本节主要介绍脉冲染料激光（PDL），常用的 PDL 发射 585nm 或 595nm 的光，是治疗鲜红斑痣和小管径毛细血管扩张的标准治疗。近年来出现了更长波长（600nm）、更大光斑、更长脉宽和更高能量密度的 PDL，提高了对深部血管性疾病的疗效。脉冲染料激光临床上用于治疗皮肤血管异常性疾病，包括血管瘤、蜘蛛样血管瘤、血管痣、毛细血管扩张、鲜红斑痣、血管角皮瘤、增生性瘢痕等。

二、用物准备

物 品 名 称	数 量	物 品 名 称	数 量
（1）洁面乳	1 瓶	（10）75% 乙醇	1 瓶
（2）面巾纸	1 包	（11）0.1% 新洁尔灭	1 瓶
（3）照相机	1 部	（12）无菌纱布	数块
（4）治疗车	1 台	（13）红霉素软膏	1 支
（5）手消液	1 瓶	（14）防敏胶带	1 卷
（6）治疗盘	1 个	（15）棉签	数包
（7）一次性手套	1 盒	（16）冰袋	数块
（8）表面麻醉剂	数支	（17）激光防护眼镜	2 副
（9）密封膜	1 卷	（18）脉冲染料激光治疗仪	1 台

三、护理要点

1. 液体染料激光器，在实际应用中，不可避免地发生染料溶液外溢的情况，然而大多数有机染料是易燃、易爆、有毒或致癌的物质，故治疗室内要经常通风，且不能存放易燃、易爆品。

2. 年龄小于 1 岁的患儿治疗时不用任何麻醉剂，以免引起系统吸收和毒性。年龄稍大的患儿外敷表面麻醉剂的时间不宜太长，或在手术室里全麻下进行治疗。

3. 对于先天性的血管畸形，最好在婴儿早期开始治疗。婴儿皮肤薄、血管细而浅，皮肤受累区域小，因此治疗次数少，疗效更好。

4. 有毛发的部位应先剃除毛发后再进行治疗。

5. 治疗血管畸形和血管瘤，需要采用能产生紫癜的治疗剂量，以达到最好疗效。

6. 治疗后立即冰敷可防止热量向更深层次的组织传导，减轻治疗区域的组织热损伤，以减轻局部的疼痛感。冰敷时用无菌纱布包裹冰袋，冰袋不可直接接触治疗部位。冰敷时一定要动作轻柔，禁忌用力压在皮损上或者来回擦揉，以防破坏表皮，引起继发感染，同时注意切勿冻伤。一般选择冰水混合、稍软的冰袋冰敷，避免冰袋太硬擦伤皮肤。冰敷时要密切观察皮肤的颜色，有无缺血的现象。

7. 冰敷完毕，治疗部位均匀涂抹红霉素软膏。如治疗处有衣物摩擦时，给予无菌纱布覆盖，并外用防敏胶带固定好。

操作流程

洗手、戴口罩

⇩

评估患者治疗部位的皮肤情况

⇩

收集患者的一般资料、现病史、既往史、药物过敏史及有无治疗禁忌证等

⇩

耐心向患者讲解染料激光治疗的方法、过程、预期效果及不良反应等

⇩

充分沟通后，签署染料激光治疗知情同意书

⇩

清洁治疗部位的皮肤，拍照存档

⇩

如治疗区需表面麻醉，外涂表面麻醉剂，外敷密封膜，一般1～2小时后即可开始治疗

⇩

接通电源，预热仪器

⇩

调节室内温度，保持在22～25℃

⇩

协助患者取舒适体位，充分暴露治疗部位

⇩

操作者和患者戴好防护眼镜

⇩

操作者戴手套

⇩

治疗部位皮肤常规消毒，如敷表面麻醉剂，先擦除干净，再常规消毒

⇩

设置仪器参数，开始治疗

⇩

治疗中注意观察患者反应及治疗部位皮肤的反应

⇩

治疗完毕，取下患者眼镜

⇩

无菌纱布包裹冰袋，给予冰敷

⇩

密切观察患者治疗后皮肤反应

⇩

冰敷后，治疗部位外涂红霉素软膏

⇩

衣物、头发等摩擦部位，给予无菌纱布包扎，其余部位暴露

⇩

向患者交待注意事项及复诊时间

⇩

整理用物

⇩

洗手，脱口罩

8. 术后一般 2～3 天结痂，一周左右痂皮脱落，避免搔抓，待痂皮自行脱落。若出现小水疱，请勿自行挑破或撕掉，待其自然结痂脱落即可。

9. 禁忌证：①如果患者正口服异维 A 酸，应停药 6 周后再开始激光治疗，以避免发生瘢痕疙瘩或增生性瘢痕；②瘢痕疙瘩史者；③妊娠期妇女；④有凝血功能障碍史或使用抗凝药物者；⑤有任何活动性感染者；⑥使用激素或有内分泌病史者。

10. 治疗后密切观察患者是否出现色素沉着、红肿、水疱、紫癜等不良反应，如有发生及时对症处理。

（卞薇薇）

第十三节　强脉冲光治疗技术

一、概述

强脉冲光（IPL）或称脉冲强光，虽然不是激光，但其工作原理与激光一样，同样遵循着选择性光热作用原理，其本质是一种非相干的普通光。强脉冲光是一种强度很高的光源经过聚焦和滤过后形成的一种宽谱光，发射波长 400～1200nm 的宽光谱脉冲光。此类设备使用滤光片缩窄波长范围，选择性作用于皮肤中不同深度的结构。临床上根据不同的治疗要求，在治疗时脉冲强光可选用不同的滤光片，从而获得不同区间的光进行相应的治疗。IPL 目前广泛应用于各种损容性皮肤病的治疗，包括色素斑、血管性皮肤疾病、皮肤光老化、酒渣鼻、毛细血管扩张症、雀斑、脱毛和痤疮等。IPL 是目前临床上应用最为广泛的光治疗技术之一，在皮肤美容领域占有十分重要的地位。

二、用物准备

物 品 名 称	数　　量	物 品 名 称	数　　量
（1）洁面乳	1 瓶	（8）冷凝胶	1 瓶
（2）面巾纸	1 包	（9）涂胶板	1 把
（3）照相机	1 部	（10）纱布	数块
（4）治疗车	1 台	（11）冰袋	数块
（5）手消液	1 瓶	（12）激光防护眼镜	2 副
（6）治疗盘	1 个	（13）强脉冲光治疗仪	1 台
（7）一次性手套	1 副		

操 作 流 程

洗手, 戴口罩
⬇
评估患者治疗部位的皮肤情况
⬇
收集患者的一般资料、现病史、既往史、药物过敏史及有无治疗禁忌证等
⬇
耐心向患者讲解强脉冲光治疗的方法、过程、预期效果及不良反应等
⬇
充分沟通后, 签署强脉冲光治疗知情同意书
⬇
接通电源, 预热仪器
⬇
调节室内温度, 保持在22~25℃
⬇
清洁治疗部位的皮肤
⬇
拍照存档
⬇
协助患者取舒适体位, 充分暴露治疗部位
⬇
操作者戴手套
⬇
协助患者戴好防护眼镜
⬇
在治疗部位均匀涂抹冷凝胶
⬇
操作者戴好防护眼镜
⬇
设置仪器参数, 开始治疗
⬇
治疗中密切观察患者反应及治疗部位皮损变化
⬇
治疗完毕, 取下患者眼镜
⬇
用涂胶板轻轻刮掉冷凝胶后, 凉水冲洗治疗部位皮肤
⬇
纱布包裹冰袋, 给予冰敷, 约20~30分钟
⬇
密切观察患者治疗后皮损反应
⬇
向患者交待注意事项及复诊时间
⬇
整理用物
⬇
洗手, 脱口罩

三、护理要点

1. 严格掌握适应证，术前应明确诊断。根据治疗部位、皮肤类型、皮损情况等选择治疗参数。大面积的皮损可分批次治疗。治疗经验不足的操作者或对皮损不能准确评估时，可在治疗区的边缘位置先发射 1~2 个光斑，15 分钟后观察局部皮肤的反应，如出现色素加深、皮肤微红、轻微的灼热感，说明选择参数合适。如果皮肤过度红肿、疼痛明显，则提示治疗过度。若皮肤无明显反应，则提示治疗过轻。这就需要调整参数，直至出现适度的反应。

2. 治疗区涂抹冷凝胶，通常为 1~2mm 的厚度，但肤色较深或在额头部位时，可增加涂抹的厚度。皮损面积小于治疗头面积时，需用白色隔板遮挡。

3. 当患者初次接受强脉冲光治疗时，护理人员需对患者做好心理护理。护士主动与患者沟通，耐心讲解强脉冲光治疗的注意事项、适应证以及治疗后的注意事项。同时引导患者正确面对治疗效果，避免期望值过高而失望。

4. 治疗结束后，立即进行冰敷。一般冰敷时间为 20~30 分钟，对治疗反应较严重者应延长冰敷时间。冰敷时在冰袋的外层包裹纱布，不可将冰袋直接接触皮肤。治疗后也可即刻使用具有抗刺激、抗炎、抗过敏等功效的面膜，能更好地缓解因治疗而出现的不适症状。面膜使用前最好给予冷藏。

5. 治疗中通常在患者的皮肤表面涂抹一层冷凝胶来提高治疗手具的制冷效果。虽然强脉冲光治疗手具貌似不直接接触皮肤，但仍存在接触人体皮肤的可能性，因而患者治疗后需对治疗手具进行清洁。

6. 治疗前必须清洁治疗区，彻底清除残留的化妆品。

7. 患者接受强脉冲光治疗后，其热效应及其他相关生物学效应可影响皮肤的屏障功能。应根据皮肤类型选择温和的医学护肤产品，以增加皮肤所需要的水分、营养，增强角质形成细胞活力，修复皮肤屏障功能，增强强脉冲光的治疗效果。

8. 防晒护理：告知患者防晒的重要性及指导患者正确使用防晒产品。暴晒后，应休息 1~2 周后再治疗。

9. 禁忌证：①近期有暴晒史者；②对光敏感者或近期服用过光敏药物者；③患卟啉病及其他个人或家族中有瘢痕体质者；④皮肤恶性肿瘤或癌前病变者；⑤患糖尿病、心脏病等严重疾病者；⑥妊娠期或哺乳期妇女；⑦患有进展期银屑病、白癜风等易出现同形反应疾病者；⑧治疗部位皮肤破损或存在感染病灶者；⑨癫痫、红斑狼疮、带状疱疹、皮肤移植及遗传光敏性疾病如着色性干皮病等患者。

10. 胡须、眼眉、头皮等慎用 IPL 治疗。治疗期间禁止不必要的皮肤美容护理及健身。

11. 密切观察患者治疗后是否出现红肿、水疱、紫癜等不良反应，若有发生，及时对症处理。

（王聪敏 赵立敏）

第十四节 激光脱毛技术

一、概述

激光脱毛是建立在选择性光热作用的基础上，在特定波长、脉宽、能量密度下，对色素靶目标精确而选择性热损伤。激光穿过皮肤表层到达毛发的根部毛囊，毛囊和毛干中丰富的黑色素吸收光能之后，转化为破坏毛囊组织的热能，温度急剧升高，从而使毛发失去再生能力导致毛囊组织的破坏，将毛发祛除。

二、用物准备

物品名称	数量	物品名称	数量
（1）照相机	1部	（12）表面麻醉剂	数支
（2）治疗车	1台	（13）密封膜	1卷
（3）手消液	1瓶	（14）冷凝胶	1瓶
（4）治疗盘	1个	（15）涂胶板	1把
（5）一次性手套	1盒	（16）纸巾	1盒
（6）复合碘消毒液	1瓶	（17）备皮刀	1把
（7）0.1%新洁尔灭	1瓶	（18）刀片	1把
（8）75%乙醇	1瓶	（19）冰袋	数块
（9）红霉素软膏	1支	（20）激光防护眼镜	2副
（10）棉签	数包	（21）激光脱毛仪	1台
（11）纱布	数块		

三、护理要点

1. 目前激光脱毛技术非常成熟，也非常有效，但是要达到绝对意义上的永久性脱毛是非常困难的，只能做到相对永久性除毛。对治疗效果的期望值很高的患者，可能会感到失望，治疗开始前，应和患者做好详细的讲解和沟通。脱毛部位在治疗前一周及治疗后两周防晒，脱毛部位不宜在治疗前两周做拔毛、蜜蜡脱毛及电解脱毛。

操作流程

洗手，戴口罩
⬇
评估患者治疗部位的皮肤情况
⬇
收集患者的一般资料、现病史、既往史、药物过敏史及有无治疗禁忌证等
⬇
耐心向患者讲解激光脱毛治疗的方法、过程、预期效果及不良反应等
⬇
充分沟通后，签署激光脱毛治疗知情同意书
⬇
调节室内温度，保持在22~25℃
⬇
清洁治疗区域并拍照存档
⬇
治疗区域备皮
⬇
对疼痛敏感的部位，外涂表面麻醉剂，敷密封膜，一般1~2小时后即可开始治疗
⬇
接通电源，预热仪器
⬇
协助患者取舒适体位，充分暴露治疗部位
⬇
操作者戴手套
⬇
如敷表面麻醉剂，先清除干净
⬇
治疗部位均匀涂抹冷凝胶
⬇
操作者和患者戴好防护眼镜
⬇
设置仪器参数，开始治疗
⬇
治疗中注意观察患者反应
⬇
治疗完毕，取下患者眼镜，将冷凝胶轻轻去除干净
⬇
纱布包裹冰袋，给予冰敷
⬇
密切观察患者治疗后反应
⬇
向患者交待注意事项及复诊时间
⬇
整理用物
⬇
洗手，脱口罩

2. 不同部位毛发的生长周期长短不一，其治疗间隔时间也不同。腋窝、发际、四肢等部位毛发生长缓慢，休止期相对较长，间隔时间可相对延长（6~8周），而唇部、面颊、眉间等部位毛发生长较活跃，治疗间隔时间短（4周左右）。此外，对于肤色颜色较深的患者需要特别慎重，其效果相对较差，脱毛次数多，向患者沟通好。

3. 治疗前必须清洁治疗区，清除残留的化妆品。

4. 备皮时在治疗区涂抹薄薄的一层冷凝胶，涂抹要均匀适量。凝胶起到润滑的作用并且要顺着毛发的生长方向进行刮毛，防止刮破皮肤。待脱毛时一并接受光波"亲密接触"，避免不涂抹冷凝胶或其他润滑剂直接备皮，如不小心损伤皮肤，必须消毒处理，治疗时应避开皮损处，术后涂抹抗生素软膏。

5. 对于疼痛非常敏感者或是毛发较浓密的患者可采用表面麻醉，外敷表面麻醉剂，以减轻疼痛感。

6. 治疗过程中力度均匀地在脱毛处反复接触，让光波对汗毛根部进行彻底"围剿"。患者会感到毛囊被针刺的疼痛感，治疗后皮肤毛囊口红肿、凸起，这是最佳的治疗反应，告知患者无须紧张。

7. 治疗后轻轻刮掉凝胶，并用清水清洗，不可用热水烫洗及用力擦洗。脱毛部位可能会产生轻微红肿、皮肤敏感、热或痒感，立即进行冰敷15分钟左右，毛发较重的部位可延长冰敷时间。冰敷后无须包扎，及时给肌肤补水，并涂上防晒品。

8. 最佳的脱毛效果，需要的激光脉冲时间与毛发的粗细大小有关，越粗的毛发需要激光作用的时间越长，在获得理想效果的同时又能够不损伤肌肤。

9. 激光脱毛是要根据毛发的生长周期进行治疗的，一般3~4次治疗完就能达到永久脱毛的效果。毛发分为三个时期，分别是生长期、退行期、静止期，激光仪器发出的能量只能破坏生长期的毛囊，对退行期、静止期的毛发无明显作用，只有等这些毛发转入生长期后激光才能起作用，所以激光脱毛需要多次治疗，效果才能明显。如某些部位毛发处于生长期的比例小，则治疗次数要增多；反之治疗次数可减少。基于不同部位的毛发有不同的生长周期，每次治疗间隔也有差异。如头部毛发有相对较短的静止期，故间隔时间可短至1个月；躯干和四肢毛发静止期相对较长，因此治疗间隔以2个月左右为宜。如某一部位的毛囊密度过高，则治疗时应适当减小激光能量。

10. 告知患者脱毛术后一周内，勿用香皂等碱性洗护用品洗澡。术后数周内破坏的毛发就会脱落，在此期间避免拔毛、刮毛或腊拔。

11. 对接受激素治疗或有潜在内分泌疾病患者，应告知脱毛效果可能不佳。

12. 禁忌证：①过敏或瘢痕体质者；②月经期、妊娠期及哺乳期妇女；③6

周内使用过其他方式脱毛的患者，如蜡脱等；④近期服用光敏药物的患者或治疗前6个月内服用过维A酸类药物者；⑤治疗部位皮肤破损或存在感染病灶者；⑥治疗前1月内有暴晒致皮肤较黑者；⑦患有肝炎、梅毒、皮肤感染者；⑧血液疾病及凝血机制障碍者；⑨手术前服用血管扩张药物、抗关节痛药物者。

13. 激光脱毛虽并发症较少、且能自行恢复，但还应提醒患者，如有不适及时就诊。

（姚美华　马继红）

第十五节　射频治疗技术

一、概述

射频治疗仪利用低频的电磁波作用于人体病变组织，使组织内带极性的水分子高速运动，产生热量（即内生热效应），在低温下使蛋白凝固，失去活性，最后通过机体排异作用，使其脱落，从而达到治疗目的。射频治疗属于非剥脱性的紧肤技术，用于皮肤美容的主要射频有单极射频、双极射频和多极射频。射频能量可以作用于皮肤深层，组织对射频能量的吸收取决于组织中含水量和电解质成分，与皮肤黑色素无关，克服了表皮屏障作用。射频紧肤主要是利用射频波作用到胶原内的水分子，使松弛的皮肤皱纹被拉紧，在保护表皮的同时促进新胶原增生，重新排列，修复老化受损的胶原层，从而达到除皱紧肤的效果。射频除皱可提升紧致肌肤，改善皮肤松弛，减轻细小皱纹，还能改善脸部、眼周、下巴、颈部、手臂等局部松弛；对于妊娠纹、臀部和大腿的橘皮样改变效果也比较明显；另外对体形雕塑也能起到非常好的作用。射频紧肤是一种副作用很小的皮肤光老化治疗技术。

二、用物准备

物　品　名　称	数　　量	物　品　名　称	数　　量
（1）洁面乳	1瓶	（8）一次性保鲜袋	数个
（2）面巾纸	1包	（9）润滑剂	1支
（3）照相机	1部	（10）保湿霜	1支
（4）治疗车	1台	（11）棉签	1包
（5）手消液	1瓶	（12）测温仪	1把
（6）治疗盘	1个	（13）射频治疗仪	1台
（7）一次性手套	1盒		

操作流程

洗手，戴口罩

⇩

评估患者治疗部位的皮肤情况

⇩

收集患者的一般资料、现病史、既往史、药物过敏史及有无治疗禁忌证等

⇩

耐心向患者讲解射频激光治疗的方法、过程、预期效果及不良反应等

⇩

充分沟通后，签署射频激光治疗知情同意书

⇩

调节室内温度，保持在22～25℃

⇩

接通电源，预热仪器

⇩

清洁治疗部位的皮肤

⇩

留取照片并存档

⇩

协助患者取舒适体位，充分暴露治疗部位

⇩

操作者戴手套

⇩

治疗部位涂抹润滑剂

⇩

设置参数，开始治疗

⇩

治疗中注意观察患者的反应及治疗部位皮肤的反应

⇩

治疗完毕，清洗掉润滑剂

⇩

密切观察患者治疗后反应

⇩

治疗部位涂抹保湿霜

⇩

向患者交待注意事项及复诊时间

⇩

整理用物

⇩

洗手，脱口罩

三、护理要点

1. 治疗时，电极头与皮肤保持垂直，用力均匀，轻柔地与皮肤接触。治疗有棱角或弧度较大的部位时，治疗头应随着角度的改变而转变。在脂肪含量较少的皮肤表面操作时，要降低射频能量，避免损伤皮肤。

2. 治疗期间注意与患者沟通，经常询问患者的感受，并用测温仪随时测试皮肤温度，细心观察治疗部位皮肤的反应，根据患者的感受及皮肤温度和治疗后反应随时调整治疗参数。

3. 尽量不要使用表面麻醉剂，更不应该使用其他任何麻醉方式，例如局部注射或神经阻滞麻醉。因为疼痛是人体器官的一种自然防御反应，这样可以避免灼伤及相应的后遗症。如果电热效应太高而患者由于过度麻醉的原因没能感觉到相应的痛感，可能会伴发严重的组织损伤。另一方面，太少的热效应可能达不到足够的疗效。

4. 射频热效应及其他相关生物学效应，可影响皮肤的屏障功能。治疗后应根据皮肤类型选择合适的护肤产品，以增加皮肤所需要的水分、营养，增加角质形成细胞活力，修复皮肤屏障功能。射频除皱后注意加强保湿与防晒。射频术后注意一周内请勿用热水（不超过体温的水即可）洗脸，不要泡温泉及桑拿浴。

5. 禁忌证：①带有任何活性植入物（如心脏起搏器）或有永久性植入物（如金属接骨板或化学物质）的患者；②有癌症病史及严重并发症的患者，如糖尿病、充血性心脏病、癫痫症等；③使用免疫抑制类药物或患有免疫抑制类疾病者；④妊娠及哺乳期妇女；⑤凝血功能障碍或使用抗凝血药物者；⑥治疗部位皮肤破损或存在感染病灶者；⑦瘢痕体质者。

6. 射频紧肤虽并发症较少，但还应提醒患者，如有不适及时就诊，以便得到及时正确的处理。

（夏志宽）

第十六节　激光溶脂技术

一、概述

激光溶脂技术是一项最新的瘦身技术，是结合等离子体激光技术和注射技术的一种去脂手术。其工作原理是先对需要消脂的部位进行药物注射，让脂肪软化、分解以后，再运用一定能量的特殊激光，经电脑数字定位后在体外对着肥胖部位照射数分钟，将体内脂肪溶化掉，减少脂肪细胞数目，增加皮肤紧实度，从而达到明显的瘦身效果。激光溶脂瘦身不仅应用于腹部、腰部、腿部、臀部等有明显脂肪堆积的部位，更适用于手臂、脸部、颈部等脂肪层较薄却极难通过其他方式减脂的精细部位。激光溶脂瘦身治疗的特点还在于恢复快，在治疗完成后几天内就可以恢复正常的工作和生活，所以这种激光溶脂瘦身治疗是非常安全的。

二、用物准备

物品名称	数　量	物品名称	数　量
（1）照相机	1 部	（7）无菌手术刀片	数个
（2）无菌器械包	1 个	（8）一次性注射器	数个
（3）无菌敷料包	1 个	（9）无菌镭射光纤	1 个
（4）无菌手术衣	数件	（10）局部麻醉溶剂	按需
（5）无菌手套	数副	（11）激光溶脂机	1 台
（6）激光护目镜	数副		

三、护理要点

1. 术前要观察并确认没有感染或发红的现象出现，并做好全面的身体检查。男性术前一周内要停止吸烟，女性要避开月经期。

2. 连接激光溶脂机，根据脂肪量的多少选择能量。脂肪量越大，需要照射的总能量越大。根据医生实际操作需求，随时调整能量的大小。

3. 手术过程中随时提供术中所需物品，术中注意观察生命体征、血氧饱和度等，正确记录抽吸混合物，观察颜色和量，尤其注意术区皮肤颜色，防止激光灼伤造成皮肤部分或全层坏死，导致术后色素沉着或遗留瘢痕。

4. 在治疗期间，如果治疗区域被过度加热，应停止激光应用，并且立即冷却，用冷水降低皮肤温度，制止灼烧和防止或减少肿胀。禁忌使用冰块，因为这可能减少局部的血液供应，使所有损害持续恶化。应先治疗其他区域，然后再继续操作。

5. 手术过程中需要全程注视激光的照射，因此在手术中需注意对医护人员眼睛的保护，有条件者佩戴护目镜。任何怀疑激光辐射到眼睛的情况，均应在24 小时内就诊。

6. 光纤是极其脆弱的，因此必须与其他器械分开清洗保管。术后彻底去除残留组织，需切断光纤时注意不要一下切断光纤，应仅用切割钳切开一小口，再用手指从切口处扯断光纤，去除末端部分。光纤不要弯曲或缠绕成小的回圈，末端套上相应的黑色保护套，以免接触其他物件，而降低其输出的功率。定期对光纤进行测试，如果出现光点亮度下降或弥散，暗示可能存在系统损坏或不能正常工作。金属操作手柄、负压抽吸引头、各种型号的金属保护套、切割手柄、切割钳等特殊器械也应彻底清洁。

操作流程

洗手，戴口罩

⇩

评估治疗部位皮肤的状况

⇩

收集患者的一般资料、现病史、既往史、药物过敏史、手术外伤史及有无治疗禁忌证等

⇩

耐心向患者讲解手术方式、麻醉的效果、手术安全性、手术过程、预期效果及不良反应等

⇩

与患者充分沟通后，签署激光溶脂手术知情同意书

⇩

术区皮肤常规清洁，留取照片并存档

⇩

手术前巡回护士检查手术间各种药品、物品是否齐全，激光溶脂机、各种手术灯、吸引器、供氧系统是否良好

⇩

巡回护士调节手术室温度、手术野光线

⇩

巡回护士与器械护士共同准备手术所需的器械与物品

⇩

再次核对患者信息

⇩

根据手术部位的不同，摆放合适的体位

⇩

协助医生标记吸脂

⇩

巡回护士为手术提供无菌物品，协助器械护士、医生穿无菌手术衣，铺无菌器械台

⇩

建立外周静脉通路

⇩

巡回护士为手术人员提供无菌物品，协助器械护士、医生穿无菌手术衣，铺无菌器械台

⇩

皮肤常规消毒后，开始操作

⇩

根据医生实际操作需求，随时调节能量的大小

⇩

手术过程中随时提供术中所需物品，术中注意观察生命体征、血氧饱和度等，正确记录抽吸混合物，观察颜色和量，注意术区皮肤颜色

⇩

手术结束后协助医生加压包扎伤口

⇩

整理用物

⇩

洗手，脱口罩

7. 激光溶脂机使用完毕后用专用清洁软布清洁，勿碰水，放置于专用手术间，盖好防尘罩，并做好使用登记记录。

8. 激光溶脂是通过激光能量逐个部位均匀地扫过去，术区与非手术区平缓过渡，避免凹凸不平。另外，激光溶脂术所采用的激光只作用在设定的脂肪层上，不仅不伤及表面皮肤，还能加速皮肤弹性纤维的自我修复、刺激胶原蛋白增生，使皮肤保持紧致、光滑、平展。

9. 禁忌证：①心、肺、肝、肾等重要脏器功能减退，糖尿病、血液系统异常等情况，不能耐受手术者；②心理障碍或期望值过高、对自身形体要求过于苛刻或偏执者；③皮肤严重松弛而皮下脂肪组织过少者；④局部皮肤感染者；⑤局部静脉曲张、静脉炎患者；⑥妊娠期妇女；⑦未成年人；⑧长期或正在服用抗凝药物、扩血管药、皮质类激素等药物者。

10. 术后密切观察患者全身反应及术区疼痛、肿胀等情况，若发生不良反应，立即告知医生，给予对症处理。

（王聪敏）

第十七节　激光冷冻减脂技术

一、概述

激光冷冻减脂技术属于无创溶脂，是非侵入性、选择性诱导局部皮下脂肪减少的方法，是当今最受患者喜爱的一种瘦身方法。通过负压抽吸脂肪组织，达到选择性冷却脂肪（避开肌肉、骨骼、内脏），通过引发脂膜炎等方式促进脂肪细胞凋亡，减少脂肪细胞数量，最终达到减脂塑形的目的。冷冻的温度控制在5℃左右，即可导致脂肪细胞发生冰晶化，诱发脂肪细胞凋亡和慢性炎症后的清除。治疗推荐部位：腹部、腰间、大腿内外侧、膝盖内外侧、背部、臀部外侧。

二、用物准备

物 品 名 称	数　　量	物 品 名 称	数　　量
（1）体重计	1 台	（7）治疗盘	1 个
（2）软尺	1 卷	（8）纱布	数块
（3）相机	1 部	（9）防冻凝胶	适量
（4）卡尺	1 个	（10）冷冻溶脂仪器	1 台
（5）防冻膜	2 张	（11）手套	1 副
（6）毛巾	1 条		

操作流程

洗手，戴口罩

⇩

确定（标记）并评估患者溶脂区域皮肤及患者的身体状况

⇩

收集患者一般资料、现病史、既往史、药物过敏史及有无治疗禁忌证等

⇩

详细向患者讲解冷冻减脂技术治疗的方法、过程、预期效果及不良反应

⇩

充分沟通后，签署知情同意书

⇩

接通电源，预热仪器

⇩

关好门窗拉好窗帘，保持室内温度在22～25℃

⇩

清洁治疗部位的皮肤，拍照（前、后）存档

⇩

协助患者取舒适体位，充分暴露治疗部位

⇩

操作者戴手套，溶脂区域贴防冻膜

⇩

调节仪器参数，开始治疗

⇩

调整治疗头的位置并固定

⇩

治疗中注意观察患者的反应

⇩

治疗完毕，取下治疗头及防冻膜

⇩

治疗后观察照射部位皮肤的反应

⇩

向患者交待注意事项及复诊时间

⇩

整理用物

⇩

洗手，脱口罩

三、护理要点

1. 激光冷冻溶脂术操作前要注意保护患者隐私，关闭门窗或用屏风遮挡，注意室温的调节并给予保暖措施。

2. 选择适合减脂部位的手持件，根据减脂部位脂肪厚度设置参数，在减脂区域涂防冻凝胶，放置纳米防冻贴膜，手持件紧贴纳米膜放置，直至负压吸附结束，此时继续完成后续操作过程。

3. 冷冻减脂术结束后按摩治疗区域大约 5~10 分钟，开始时动作轻柔，1 分钟后缓慢增加压力，并且建议患者休息 15 分钟。溶脂后皮肤会立即出现轻微的水肿，结束后的 30~60min 溶脂区域将会出现可逆性红斑，向患者解释说明，缓解其紧张焦虑。溶脂结束后 24 小时内可能会出现疲劳等症状，治疗区皮肤 1~2 周内可能会出现过敏反应、刺痛感和麻木，不影响日常活动。

4. 常用治疗参数：冷冻减脂术脂肪组织最小的厚度为 10mm；负压水平：根据卡尺测量值的预设值 200~240MB；治疗时长：每个疗程每个部位 70 分钟；治疗间隔：同一部位间隔 8~12 周；治疗总次数：同一部位只能进行 1~3 次治疗。

5. 禁忌证：①孕期或哺乳期妇女；②皮损处有破损、感染者；③期望值过高者。

6. 密切观察患者术区皮肤的不良反应，一旦出现不可逆红肿、水疱、色素沉着、持续麻木感等症状，及时进行对症处理。

（申琳　郭宁宁）

第十八节　皮肤激光外科的表面麻醉技术

一、概述

表面麻醉指的是将穿透力强的局麻药施用于皮肤、黏膜表面，通过在皮层痛觉感受器和神经末梢处积聚表面麻醉剂，产生皮层麻醉作用，使黏膜产生麻醉现象，称表面麻醉。表面麻醉药有可卡因、苯佐卡因、丁卡因，此类药物不良反应较多，限制了其在皮肤激光外科的使用。目前，激光治疗常用的表面麻醉剂为混合 2.5% 利多卡因和 2.5% 丙胺卡因的复方制剂。

二、用物准备

物 品 名 称	数 量	物 品 名 称	数 量
(1) 洁面乳	1瓶	(6) 治疗盘	1个
(2) 面巾纸	1包	(7) 表面麻醉剂	数支
(3) 照相机	1部	(8) 密封膜	1卷
(4) 治疗车	1个	(9) 防敏胶带	1卷
(5) 手消液	1瓶	(10) 棉签	数包

三、护理要点

1. 表面麻醉药使用剂量：成人和1岁以上的儿童大约$0.15g/cm^2$，涂药时间至少1小时，最长5小时；大面积手术$0.15 \sim 0.2g/cm^2$，涂药时间至少2小时，最长5小时。$3 \sim 12$月婴儿在$16cm^2$面积大小的皮肤表面最多涂用2g的乳膏，涂药时间大约1小时。在黏膜部位涂$5 \sim 10g$，约$5 \sim 10$分钟，不需覆盖密封敷膜，即可开始治疗。

2. 在敷保鲜膜封包时，注意鼻孔处的保鲜膜要用防敏胶带固定，避免保鲜膜随呼吸堵住鼻孔。婴幼儿用药时尤其注意。

3. 光动力治疗时，是否能用表面麻醉剂来减轻疼痛尚没有严格的定论，但有人认为现有的光敏剂能与利多卡因等药物相互影响，可能会降低前者的治疗作用。因此不建议在光动力治疗中使用。

4. 涂抹表面麻醉剂时，眼睛周围要小心，药膏要离眼睛有一定距离，嘱患者不要频繁眨眼，避免药膏进入眼睛。当发现药物进入眼睛，应用清水及时、彻底地清洗。

5. 应用表面麻醉剂注意以下几点：①不能用于开放性伤口，也不能用于儿童生殖器官黏膜；②特异反应性皮炎患者使用本品时需特别小心，较短的涂用时间即可（$15 \sim 30$分钟）；③对于腿部溃疡，应消毒后使用；④使用时间延长麻醉效果会减低。

6. 禁忌证：①3个月以内的婴儿或正在接受高铁血红蛋白诱发剂治疗的$3 \sim 12$个月的婴儿；②对酰胺类局部麻醉药或对此产品中任何其他成分高度过敏者；③先天性或特发性高铁血红蛋白血症患者。

7. 复方利多卡因乳膏在应用部位可产生局部反应，以苍白、红斑（发红）和水肿较多见，这些反应多为短暂而且轻微。使用初期也可产生烧灼感或瘙痒感，但比较少见。虽然表面麻醉剂的不良反应较少，涂药后还需密切观察，一旦出现不适，及时给予处理。

操作流程

洗手，戴口罩

⇩

评估患者治疗部位的皮肤情况

⇩

收集患者的一般资料、现病史、既往史、药物过敏史等

⇩

耐心向患者讲解表面麻醉技术的方法、效果、注意事项及不良反应等

⇩

清洁治疗部位的皮肤，拍照存档

⇩

在激光治疗区域均匀涂抹表面麻醉剂

⇩

上盖密封膜，并用防敏胶带固定

⇩

密切观察患者全身及局部皮肤反应

⇩

根据患者年龄、皮损面积、身体不同部位等，决定涂药时间，一般1~5小时

⇩

涂药时间到，先用纸巾擦除，再用清水冲洗干净

⇩

常规消毒后，开始激光治疗

⇩

整理用物

⇩

洗手，脱口罩

（姚美华）

第二章　化学美容护理操作技术

第一节　果酸治疗技术

一、概述

果酸是从各种水果、酸乳酪中提取的无毒无害相关化合物。果酸通过干扰细胞表面的结合力来降低角质细胞的粘连性，能做到特效和瞬间的浅层剥脱，调节角质的形成过程，使其柔韧性增强，避免角质过度堆积。果酸还可以清除堆积在皮脂腺开口处的凋亡细胞，使皮脂腺排泄通畅，同时刺激真皮胶原的合成，增强保湿功能；促进黑素颗粒的排除，减轻色素沉着。果酸换肤已成为皮肤科最常用的治疗、美容方法，并得到广泛的应用。临床上最常用的果酸有：甘醇酸、水杨酸、苦杏仁酸等。适用于：痤疮、皮肤淀粉样变、毛周角化、肤色暗沉等治疗。

二、用物准备

物　品　名　称	数　量	物　品　名　称	数　量
(1) 洁面乳	1瓶	(9) 中和液	1瓶
(2) 面巾纸	1包	(10) 治疗碗	1只
(3) 相机	1部	(11) 面刷	1支
(4) 治疗车	1台	(12) 果酸液	1支
(5) 手消液	1瓶	(13) 手套	1副
(6) 毛巾	1条	(14) 护眼膜	1贴
(7) 凡士林	1支	(15) 保湿修护贴	1贴
(8) 计时器	1个	(16) 保湿护肤品	1支

操作流程

洗手，戴口罩

⇩

评估患者治疗部位的皮肤情况

⇩

收集患者的一般资料、现病史、既往史、药物过敏史及有无治疗禁忌证等

⇩

耐心向患者讲解果酸治疗术的方法、过程、预期效果及不良反应等

⇩

充分沟通后，签署果酸治疗术知情同意书

⇩

清洁治疗部位的皮肤，拍照存档

⇩

协助患者取舒适体位，充分暴露治疗部位

⇩

操作者戴手套

⇩

检查准备治疗用物

⇩

凡士林保护黏膜部位（唇周、鼻翼、内外眦及皮损渗出部位）

⇩

护眼膜湿敷保护双眼，计时器准备计时

⇩

选取适宜浓度果酸，开始刷酸、计时开始

⇩

一般先刷"T型区"，最后刷面颊处，由里向外均匀轻柔地涂抹酸液

⇩

操作过程中要注意与患者沟通，询问患者的感受，并细心观察治疗皮肤的反应

⇩

根据患者的感受和治疗后反应，判断酸液的停留时间（从上到下，全面部中和液喷洒3次）

⇩

计时结束，取中和液进行中和

⇩

保湿修护贴冷敷20分钟

⇩

清洁面部、涂抹保湿护肤品

⇩

向患者交待注意事项及复诊时间

⇩

整理用物

⇩

洗手，脱口罩

三、护理要点

1. 治疗前评估患者术区皮肤，有皮损或者渗出时应于治疗前局部涂抹保护剂。

2. 操作过程中，果酸液应均匀涂抹于皮肤上，忌局部酸液聚集滴落，密切观察患者皮肤反应。如患者出现不可耐受的疼痛或其他部位的不适，应立即停止操作，并通知医生。

3. 治疗结束 24 小时内忌彩妆产品，前 3 天可每天使用胶原贴或透明质酸贴冷湿敷，15 天内忌泡温泉、蒸桑拿，治疗期间要严格防晒，建议使用 SPF30、PA＋＋＋的防晒霜，室内活动时每 4 小时涂抹一次，室外活动时每 2 小时补涂一次。

4. 禁忌证：①术区近期应用剥脱剂者；②妊娠期妇女；③术区有渗出、感染者；④期望值过高者。

5. 术后密切观察患者不良反应，一旦出现红肿、水疱、结痂、色素沉着等症状，及时进行对症处理。

（申琳　李珊）

第二节　超分子水杨酸治疗技术

一、概述

水杨酸是一种多功能天然活性成分，存在于许多植物（如柳树皮）中，化学名是邻羟基苯甲酸，也被称为 β - 羟基酸或 BHA。水杨酸作为一种非常重要的活性成分被广泛应用于化妆品和非处方（OTC）药品中。水杨酸是亲脂性的，是去角质剂，能渗透毛孔，溶解死皮细胞，增强肌肤细胞活力，促进皮肤细胞更新，能使皮肤变得光滑细腻、并减少细纹，从而全面改善皮肤外观质地。它对皮肤具有抗菌、抗炎、抗角化过度或抗角化不全的作用。传统的水杨酸是不溶于水但溶于乙醇、乙醚等有机溶剂，因此会刺激皮肤，作为皮肤科用药来治疗脚癣、多种角化过度的皮肤病等。超分子水杨酸利用了超分子化学技术，在不使用任何有机溶剂的情况下，使水杨酸能够溶于水，并具备了控缓释能力，持续 12 小时发挥作用，这样提高了生物利用率，同时又减少了刺激性。超分子水杨酸临床上被用于治疗寻常性痤疮、玫瑰痤疮、脂溢性皮炎、黑鼻头、黄褐斑、毛囊炎、炎症后色沉、毛周角化、皮肤毛孔粗大及提亮肤色等。

二、用物准备

物 品 名 称	数 量	物 品 名 称	数 量
(1) 洁面乳	1 瓶	(11) 棉签	1 袋
(2) 面巾纸	1 包	(12) 无菌棉球	数个
(3) 照相机	1 部	(13) 红霉素眼膏	1 支
(4) 治疗车	1 台	(14) 暗疮针	1 个
(5) 手消液	1 瓶	(15) 秒表	1 个
(6) 治疗盘	1 个	(16) 冰块	1 块
(7) 毛巾	3 条	(17) 冷藏的修复面膜	1 贴
(8) 橡胶手套	1 副	(18) 30% 超分子水杨酸	1 支
(9) 刷子	1 把	(19) 纯净水	1 瓶
(10) 玻璃小碗	1 个	(20) 冷喷仪	1 台

三、护理要点

1. 用红霉素软膏或油性面霜保护好眼周、口唇和鼻孔周围。

2. 30% 超分子水杨酸涂抹于皮肤后，2～3 分钟内感到轻微的刺痛和瘙痒，告知患者不用紧张。因水杨酸具有脂溶性，它进入皮肤的层次较浅，不会导致皮肤发炎，是非常安全的。轻微的刺痛和瘙痒仅仅表明水杨酸在发挥作用，通过稀释和按摩，这种症状就会减轻。

3. 根据皮肤情况来选择水杨酸换肤接触时间的长短，掌握好终点反应，出现均匀性的红斑、伪霜反应即可。不需要中和液。用清水清洗即可，清水温度应比室温稍低，夏天水温可适当稍凉些。

4. 在换肤的间隔期间，根据患者皮肤的状况，配合使用 2% 的超分子水杨酸来进行维持，会加强皮肤的治疗效果，缩短疗程。

5. 治疗期间不要进行桑拿、汗蒸、喝酒、剧烈运动。

6. 水杨酸能疏通毛孔，祛除废旧的角质细胞，帮助毛孔里面的油脂进行正常的疏通和代谢，但对于少数不能正常代谢、毛孔阻塞严重的痤疮患者来说，使用超分子水杨酸后，在原有的粉刺部位，有"爆痘"的情况发生，属于正常情况，可自行消退，告知患者不用紧张。

7. 对于极度敏感的皮肤，时间按照先长后短的原则，即先每晚使用 5～10 分钟，逐渐建立皮肤对酸的耐受，之后可根据皮肤的耐受情况来拉长时间，甚至可以过夜，第二天早上洗去即可，如果发红现象较为持久，可以通过以下方法处理：①冷敷，用湿毛巾放在 4℃的冰箱里，交替轮流冷敷 30 分钟；②先停用 3～

操作流程

洗手，戴口罩

⇩

评估患者治疗部位的皮肤情况

⇩

收集患者的一般资料、现病史、既往史、药物过敏史及有无治疗禁忌证等

⇩

耐心向患者讲解超分子水杨酸治疗的方法、过程、预期效果及不良反应

⇩

充分沟通后，签署超分子水杨酸治疗知情同意书

⇩

调节室内温度舒适、光线充足，便于操作

⇩

用物准备

⇩

彻底清洁面部皮肤，留取照片并存档

⇩

协助患者取舒适体位，用毛巾包裹头部

⇩

用棉签取红霉素软膏涂抹于内眼角、外眼角及鼻孔、口周处皮肤

⇩

戴手套

⇩

取超分子水杨酸于玻璃碗中，开始计时，用刷子蘸取药物，涂抹于面部皮肤

⇩

刷子蘸取纯净水，在皮肤上轻轻地打圈，直至看到终点反应，最长时间一般不超过15分钟

⇩

治疗完毕，用清水冲洗面部

⇩

按需给予针清处理

⇩

敷冷藏的修复类面膜并冷喷，30分钟左右

⇩

密切观察患者治疗后皮肤反应，如有不适及时给予处理

⇩

向患者交待注意事项及复诊时间

⇩

整理用物

⇩

洗手，脱口罩

5 天后再重新使用，先降低剂量或者减少使用时间（从 5 分钟开始）、频率（隔日早、晚各 1 次，或者每晚 1 次），耐受以后再慢慢拉长使用时间和剂量；③配合保湿剂（不含传统防腐剂和香精的医学护肤品）使用，以减少刺激，可以先涂保湿剂后，然后叠加 2% 的超分子水杨酸。

8. 治疗后需要加强皮肤保湿护理。由于水杨酸具有促进其他成分吸收的作用，不恰当的保湿产品可能会被皮肤吸收得更多，导致出现不良反应。因此推荐使用无致敏、无传统防腐剂、无香精、成分简单的医学保湿护肤品，停用控油能力强的洗面产品，而采用温和洗面奶。告知患者不要使用美白类产品、爽肤水以及叠加控油类产品（控油类洗面奶也不建议使用）。

9. 防晒的护理。虽然水杨酸不具有光敏性，同时它能吸收 UVB，但由于高浓度的水杨酸对于皮肤表皮具有剥脱作用，所以会增加皮肤对紫外线的敏感性和晒伤的可能性。告知患者防晒的重要性及指导患者正确选用、使用防晒产品。

10. 禁忌证：①对水杨酸过敏者；②妊娠期及哺乳期妇女；③治疗部位皮肤破损或存在感染病灶者；④在 6 个月内口服过维 A 酸类药物者；⑤日晒伤者；⑥瘢痕体质者。

11. 超分子水杨酸作用于皮肤的浅层，一般不会出现并发症，但仍需密切观察，一旦出现，及时处理。

（王聪敏　姚美华）

第三节　复合酸治疗技术

一、概述

复合酸治疗技术属于复合技术，将甘醇酸、乳酸、柠檬酸、苹果酸、酒石酸、β－羟基酸、维 A 酸进行复合。复合共用 7 种酸，分别是五种果酸（酒石酸、柠檬酸、甘醇酸、苹果酸、乳酸）、水杨酸和维 A 酸。柠檬酸和甘醇酸是常用果酸，分子量小，渗透快；乳酸由于其独特的水合作用可以给肌肤补充水分，减少其他酸对肌肤的破坏；酒石酸和柠檬酸是低分子量有机酸，使用浓度为一般果酸的 1/8；水杨酸是脂溶性酸，可协同果酸更好地穿过油脂深度渗透，且水杨酸有抗炎性，可弥补果酸对肌肤的致炎性；维 A 酸可加强其他酸的作用强度。这三大类酸的作用机制完全不同，但相辅相成、互相补充。在达到高浓度单酸的作用效果的同时减少单一酸的使用浓度，从而减少对肌肤的刺激。适应证：痤疮（炎性或非炎性皮损）、肤质粗糙、肤色晦暗、油性肤质、脂溢性皮炎、黄褐斑、炎症后色素沉着等。本节主要讲述复合酸的治疗和护理。

二、用物准备

物 品 名 称	数 量	物 品 名 称	数 量
(1) 洁面乳	1瓶	(9) 无菌棉球	数个
(2) 面巾纸	1包	(10) 棉签	1袋
(3) 照相机	1部	(11) 计时器	1个
(4) 治疗车	1个	(12) 玻璃小碗	1个
(5) 手消液	1瓶	(13) 一次性无菌手套	1副
(6) 治疗盘	1个	(14) 复合酸换肤液	按需
(7) 毛巾	3条	(15) 套系产品	按需
(8) 一次性无菌注射器	1支		

三、护理要点

1. 患者首次使用换肤液时会出现轻微的刺痛感和灼热感，一般3分钟后逐渐消退，告知患者不用紧张。换肤液使留10分钟后，用浸湿清水的面巾纸擦拭干净即可，无须中和。

2. 敏感或干燥的皮肤在使用复合酸换肤前，可在治疗部位均匀涂抹少量的皮肤保湿剂，以减轻换肤液对皮肤的刺激。

3. 痤疮患者在治疗的初期会发生爆痘的现象，属于基底炎症代谢的必然过程，可加快皮损的愈合，使炎症逐渐减轻。治疗前应向患者做好讲解和沟通工作。

4. 治疗后若出现"白霜"现象，一般第2天皮肤会出现结痂，告知患者不要撕脱痂皮，应让其自然脱落。

5. 治疗后需加强皮肤保湿的护理，建议患者使用成分简单的医学保湿产品。治疗即日开始连续使用医用补水面膜3~7天，预防皮肤干燥和蜕皮。

6. 防晒的护理。复合酸对于皮肤表皮具有剥脱作用，故会增加皮肤对紫外线的敏感性和晒伤的可能性。告知患者防晒的重要性及指导患者正确选用、使用防晒产品。

7. 嘱患者治疗期间不可进行桑拿、汗蒸、喝酒、剧烈运动；24小时内不宜用彩妆；勿用手抓挠治疗部位。

8. 禁忌证：①化学换肤剂过敏者；②阿司匹林过敏者（针对复合酸液中含有水杨酸）；③治疗部位皮肤破损或存在感染性病灶者；④妊娠或哺乳期妇女；

操作流程

洗手、戴口罩
⇩
评估患者治疗部位的皮肤情况
⇩
收集患者的一般资料、现病史、既往史、药物过敏史及有无治疗禁忌证等
⇩
耐心向患者讲解复合酸换肤治疗的方法、过程、预期效果及不良反应
⇩
充分沟通后,签署复合酸治疗知情同意书
⇩
调节室内温度舒适、光线充足,便于操作
⇩
用物准备
⇩
彻底清洁面部皮肤,留取照片并存档
⇩
协助患者取舒适体位,用毛巾包裹头部
⇩
戴手套
⇩
取适量的清洁液浸湿棉球,擦拭面部皮肤(避开眼周)
⇩
根据皮肤性质选择适合的复合酸液,用一次性无菌注射器抽取约1.5ml,盛于玻璃器皿中,用手蘸取药物,均匀涂抹于面部皮肤(避开眼周皮肤)
⇩
开始计时,停留10分钟
⇩
用面巾纸蘸取清水将复合酸液擦洗干净
⇩
取2.5ml的复合酸修护面膜膏,均匀涂抹于面部皮肤(避开眼周)
⇩
停留15分钟后,用面巾纸蘸取清水将复合酸修护面膜膏擦洗干净
⇩
全面部均匀涂抹保湿霜,按摩至吸收
⇩
密切观察患者治疗后的皮肤反应,如有不适及时给予处理
⇩
向患者交待注意事项及复诊时间
⇩
整理用物
⇩
洗手,脱口罩

⑤6 个月内口服过维甲酸类药物者；⑥日晒伤者；⑦瘢痕体质者；⑧出血性疾病者。

9. 复合酸换肤技术操作简单且安全性高，一般不会出现并发症，但仍需密切观察病情，一旦出现及时处理。

（姚美华　王聪敏）

第三章 中医美容护理操作技术

第一节 面部按摩美容技术

一、概述

面部按摩美容是运用各种手法刺激头面部经络腧穴，以达到养颜护肤、延缓衰老目的的一种美容方法。头面部是美容按摩的重点，手三阳经止于头部，足阳经起于头部，手三阳与足三阳在头面部交接，故有"头者，诸阳之会"的说法。手足三阴、奇经八脉也与头面相连通，将五脏、六腑的精气不断输送到头面部，使头面部的毛发、皮肤、眼、耳、口、鼻、舌行使其正常功能。由于头面部和脏腑经络之间有着极其密切的联系，故可通过手法的刺激作用，调整人体生理功能从而达到美容效果。面部按摩时在整个面部涂上润肤霜，并施用一定的轻柔手法进行按摩，使人面部的疲劳得以解除，面部轮廓更加清晰，面部皮肤更加光润。健康的美才是真正的美，面部按摩美容集保健与美容于一体，使健康与美容相辅相成，美容疗效可靠，易于操作，便于推广。

二、用物准备

物 品 名 称	数 量	物 品 名 称	数 量
（1）按摩膏	1 支	（4）手消液	1 瓶
（2）面巾纸	1 包	（5）温水	适量
（3）面盆	1 个		

三、护理要点

1. 操作者手指甲要修剪圆滑并保持清洁，指甲不可过长，以免损伤皮肤。按摩前先清洁患者面部，在脸上涂上按摩霜，按摩时用手掌或手指掌面在皮肤上朝一个方向轻轻按压。一般按摩方向与面部皱纹成直角。但眼角、嘴角周围的皱纹需环形按摩，按摩完毕用热毛巾擦掉按摩霜。

操作流程

洗手，戴口罩，保持手部温暖

⇩

评估患者治疗部位的皮肤情况，做好解释工作

⇩

向患者介绍治疗的目的、方法及意义

⇩

清洁面部皮肤

⇩

协助患者取舒适体位

⇩

涂抹适量按摩膏

⇩

开始面部按摩

⇩

第一步：额部按摩。以眉心为基点，划大圈按摩，用示指、中指和无名指扩散至整个额头，向太阳穴方向划圈按摩。皮肤有向上提拉的感觉，顺势推拿按摩太阳穴

⇩

第二步：眼部按摩。以内眼角为基点，用中指和无名指指指腹覆盖整个眼部，轻柔地划向外侧，大约3次。两手示指或中指轻按睛明、丝竹空、攒竹、瞳子髎等穴位，最后再轻推一下太阳穴

⇩

第三步：面颊按摩。脸颊部分大幅度按摩以下颚为中心用中指和无名指的指腹，向左右耳方向划圈按摩。手指大幅移动按摩全脸，大约3次。两手示指或中指轻按上关、下关、颊车、巨髎等穴位

⇩

第四步：口鼻部按摩。用中指指腹向下顺直轻轻按摩鼻子两侧，左右两侧各按摩3次；中指指腹紧贴鼻沟，一点一点上下移动，大约6次，同时两手示指或中指轻按迎香穴。两手中指的指腹从下唇正中心下滑向左右嘴角进行按摩，大约3次，同时两手示指或中指轻按人中、地仓、承浆等穴位

⇩

第五步：下颏部、颈部按摩。稍稍用力按摩血管和淋巴集中的颈部，用整个手掌由下向上提，颈中央要轻轻用力，两侧要稍加点力度，按摩时下颚上仰较容易按摩

⇩

第六步：面部整体按摩

⇩

第七步：收式：以十指轻弹全脸皮肤

⇩

将面部用温水冲洗干净后，再用冷水洗一遍，有效地缩小毛孔

⇩

向患者交待注意事项

⇩

整理用物

⇩

洗手，脱口罩

2. 油性皮肤者油脂分泌多，按摩容易加重毛孔阻塞。可以在刚洗净脸后进行按摩，时间不宜超过 5 分钟。敏感性皮肤者最好不要进行按摩，以免加重对皮肤的刺激。干性皮肤易生小皱纹，尤其是眼角和两颊部位，按摩时间可加长，15～20 分钟为宜。中性皮肤者宜按摩 15～20 分钟，以感觉舒适轻松为度。

3. 面部按摩要求手法要稳定，部位要准确，有节奏感，动作灵活、轻盈、柔和，力度要适中，快而有序。①指腹和手掌长形按摩。本法适用于颈部、面部、额部等；②用拇指及示指捏起面部皮肤，一捏一松之间产生节奏，力度要轻而均匀；③指腹由内向外，由下向上的螺旋式或圆形按摩。此法适用于面部或额部；④指腹式手指的点、拍、琢、弹、拨。此法用于颈部、面部、下颌部位；⑤由操作者手臂肌收缩形成震颤，经指间传送到被按摩的部位；⑥指腹按、压、点、揉面部穴位。

4. 持久：每一手法都应重复 3～5 遍，持续运用一定时间，才能达到效果。穴位按摩时，应"按而留之"，切不可按一下就离开，应遵循轻－重－轻原则。

5. 有力：具备一定的力度，应达到真皮层，甚至达到皮下肌层。根据不同的部位，不同的体质而定，如羽毛式轻滑过皮肤表面，则起不到任何治疗作用。

6. 均匀：操作时注意手法动作的节奏性和用力的均衡性，动作不可时快时慢，用力不能时重时轻。

7. 柔和：手法的变换、衔接应顺畅连续，做到"轻而不浮，重而不滞"。

8. 得气：在穴位按摩时，应有酸、胀、麻等感觉，说明经气已通，"气至而有效"。

9. 皮肤有过敏、严重痤疮、大面积脓疱症状时严禁按摩。按摩时如出现皮肤过敏现象，应立即停止按摩，给予抗过敏治疗。

（姚美华）

第二节　中药面膜美容技术

一、概述

中药面膜美容是将中药研磨成极细粉末加入到合适的成膜材料内，用水调成糊状敷于面部以达到护肤养颜、除皱抗衰的美容技术。它源于我国传统医学的药物外治法，中药面膜根据成膜基质的不同，分为硬膜和软膜两类。硬膜是以石膏粉、塑胶纤维素加入相应的中药混匀而成，主要用于治疗炎症性皮肤病，如痤疮、毛囊炎、脂溢性皮炎等。软膜是以淀粉、绿豆粉、鸡蛋清、蜂蜜等加入中药混匀而成，主要用于面部保湿、美白、祛斑、祛皱、消炎等。用中药调制软膜，加水贴在脸上，不同种类面膜粉可以改善不同的皮肤问题。面膜粉的主要作用是保湿，以补充表皮层的水分；同时软膜粉还兼有清洁、去除过多油脂、营养作用。中药面膜通过将含有中药成分的面膜粉外敷脸部皮肤，改善皮肤血液循环，逐渐改善肤质，增强皮肤活力，疏通毛孔，促进皮脂排泄，起到"内清脏毒、外疗肌肤"的疗效。使用中药面膜可逐渐改善肤质，增强皮肤活力，疏通毛孔，促进皮脂排泄，改善面部微循环，使皮肤分泌代谢功能迅速恢复，有效地排除皮肤及体内的毒素、修复受损肌肤，起到"内清脏毒，外疗肌肤"的疗效。

二、用物准备

物品名称	数量	物品名称	数量
（1）营养底霜	1支	（6）脱脂棉片或纱布	数块
（2）调膜粉容器	1支	（7）消炎药物	按需
（3）面巾纸	1包	（8）消肿药物	按需
（4）手消液	1瓶	（9）美白药物	按需
（5）倒棒	1个	（10）止痒药物	按需

三、护理要点

1. 按照功效进行药物准备：①消炎：以龙胆草、马齿苋、大黄等清热解毒药物为主；②消肿：以野菊花、车前草、滑石粉等解毒利湿药物为主；③护肤：以茯苓、白芷、白芨等美白药物为主；④止痒：以当归、桃仁、防风等活血祛风药物为主。

2. 面膜敷面之前，最好用温水清洁脸部，使毛孔打开，令深层皮脂和尘垢易于排出，以确保在敷面过程中面膜营养成分能更多地被吸收。

3. 敷膜时，应根据皮肤状态，正确选用面膜；敷膜部位清楚、正确，倒模动作迅速、熟练，涂抹方向、顺序正确。

4. 敷膜厚薄适度、均匀，膜面光滑，能整膜取下。注意面膜的温度，以免烫伤皮肤。敷膜过程干净、利索，倒模全部结束，周围不遗留膜粉渣滓。

5. 禁忌证：①严重过敏性皮肤者；②局部有创伤、烫伤、发炎、感染等暴露性皮肤症状者；③有严重的心脏病、呼吸道感染、高血压病等患者，在发病期应慎用或禁用。

6. 中药虽然是天然的，但在安全方面也不是绝对的。有些药物对于过敏体质的人来说可能会出现过敏症状，还有些药物会发生光敏作用，应避免白天使用，如白芷。使用中药面膜之前，可先在脸部小范围尝试，将面膜敷于脸部硬币

操作流程

洗手，戴口罩

⇩

评估患者治疗部位的皮肤状况，做好解释工作

⇩

向患者介绍治疗的目的、方法及意义

⇩

清洁面部皮肤

⇩

协助患者取舒适体位

⇩

根据患者皮肤特点，选择合适的营养底霜

⇩

将营养底霜涂于整个面部

⇩

用潮湿的薄棉片或两层纱布将眼睛、眉毛、嘴及鬓角裸露的所有毛发盖住

⇩

制作面膜粉

⇩

将制作好的糊状面膜粉，迅速、均匀地涂抹于患者面部

⇩

20分钟后去除面膜

⇩

清洗面部

⇩

涂润肤营养霜

⇩

向患者交待注意事项

⇩

整理用物

⇩

洗手，脱口罩

大小的面积，10 分钟之内观察是否有异样的感觉，若出现红斑、瘙痒等不适，应停止使用。

7. 面膜不需要每天敷，除非极个别医治性面膜清晰标明接连用药的要求，不然每天对脸部"大补"也会伤身。由于过度清洁脸部，新长出的角质会致使皮肤维护功能降低，容易激惹。

8. 敷膜时间不宜过长，一般为 15 分钟。敷膜过久会影响脸部皮肤细胞的正常代谢，不利于皮肤的正常分泌物排出。面膜一旦干燥，其中的营养成分分散进入皮肤的速度就会大大降低，干燥的面膜反而会吸收皮肤中的水分。

（王聪敏）

第三节　针刺美容技术

一、概述

针刺美容技术是以中医经络学说和脏腑学说为指导，以针刺的方法为手段，通过对局部皮肤及穴位的刺激，以疏通经气，恢复、调节人体脏腑气血功能，从而达到养护皮肤，美容养颜，延缓衰老，治疗面部皮肤疾病为目的的一种方法。它具有简便易行、无毒无害、安全可靠、效果迅速、适应证广等特点。针刺技术包括毫针术、三棱针术、皮肤针（梅花针）术、皮内针术、火针术、电针术、水针（穴位注射）术、耳针术等。毫针疗法是以毫针为针刺工具，通过对人体经络、腧穴进行刺激来治疗疾病的方法。毫针疗法是针灸的最基本方法之一，是中医皮肤外治法最重要的组成部分。由于针刺美容多选面部及耳部穴位，而头面部皮肤及肌肉浅薄，因此选用针具不宜过长，以针身长度 0.5 ~ 2 寸为宜。本节主要介绍毫针技术。

二、用物准备

物品名称	数量	物品名称	数量
（1）无菌棉球	适量	（4）针盒	1 个
（2）75% 乙醇	1 瓶	（5）镊子	1 个
（3）针具	适量	（6）手消液	1 瓶

三、护理要点

1. 皮肤病常用穴位

（1）头面部：百会——主治脱发、白发、发际疮等；风池——主治瘙痒症、神经性皮炎、痤疮等；风府——主治风疹、脱发、瘙痒症等；大椎——主治黄褐斑、荨麻疹、湿疹、银屑病、红斑狼疮、痤疮等；迎香——主治酒渣鼻、痤疮等。

操作流程

洗手，戴口罩

⇩

评估患者治疗部位的皮肤情况，做好解释工作

⇩

向患者介绍治疗的目的、方法及意义

⇩

协助患者取舒适体位

⇩

暴露需要针刺的部位

⇩

酒精棉球消毒针刺部位

⇩

右手持针柄，缓慢进针

⇩

行针30分钟后，左手持棉签，右手缓缓将毫针拔出，并按压局部止血1～2分钟

⇩

告知患者局部针刺部位会出现酸麻胀痛的针感，一般持续2～3小时

⇩

向患者交待注意事项

⇩

整理用物

⇩

洗手，脱口罩

（2）上肢部：曲池——主治白癜风、痤疮、痘疹症、神经性皮炎、雷诺病等；合谷——主治带状疱疹、痤疮、冻疮、瘙痒症、荨麻疹、酒渣鼻等；外关——主治冻疮、手癣、神经性皮炎等；尺泽——主治荨麻疹、痤疮、湿疹、酒渣鼻等。

（3）下肢部：风市——主治荨麻疹、风疹、湿疹等；血海——主治银屑病、荨麻疹、湿疹、瘙痒症等；足三里——主治丹毒、臁疮、痤疮、荨麻疹等；三阴

交——主治黄褐斑、湿疹、荨麻疹、脱发、神经性皮炎等。

（4）躯干部：大椎——主治痤疮、黄褐斑、荨麻疹、湿疹、银屑病、红斑狼疮等；肺俞——主治荨麻疹、痤疮、瘙痒症、湿疹、酒渣鼻等；肾俞——主治脱发、白发、黑变病、白癜风、银屑病等；大肠俞——主治荨麻疹、湿疹、瘙痒症、丹毒、臁疮等；命门——主治硬皮病、荨麻疹、阴部湿疹、血栓闭塞性脉管炎等。

2. 手法选择要根据"虚者补之""实者泻之"的原理，分别施用补泻手法。凡暴病、实证、痛症皆用泻法；反之，久病、虚证、痒症皆用补法。

3. 针刺头面部穴位的患者采取卧位、坐位均可，对有条件的地方最好取卧位，因卧位比较舒适、耐久，同时可防止或减少晕针发生。针刺前应对初针者做好解释工作，使其对针刺常识有所了解，消除紧张情绪，使针刺治疗发挥更好的效果。若发生晕针、弯针、折针等异常情况，应及时作出相应处理。

4. 治疗中密切观察患者的反应，若患者出现心慌、气短、面色苍白、汗多等，立即拔针，做相应处理。

5. 注意针刺的角度与深度。头面部肌肉不甚丰富，故一般情况下适宜斜刺，将针身与皮肤呈 45°角倾斜刺入；或沿皮刺，将针身与皮肤呈 15°角左右沿皮刺入。

6. 禁忌证：①妊娠五月以内的妇女，下腹、腰骶禁针；②妊娠五月以上妇女，上腹部禁针；③产后未满月或产后失血过多者；④凡过饥、过饱、酒醉、大汗、精神过度紧张、疲乏等患者；⑤月经期间，亦不应针刺；⑥皮肤有感染、溃疡、瘢痕或肿瘤的部位，也不宜针刺；⑦常有自发性出血或损伤后出血不止的患者；⑧面部承泣穴、总会穴、脑户穴、神庭穴、玉枕穴禁用针刺。

7. 穴位的皮肤区域一定要严密消毒，特别是耳廓、鼻翼等部位，不要刺伤骨膜。

8. 针具可煮沸消毒或高压消毒，也可将针具置于 75% 乙醇内，浸泡 30 分钟，取出拭干后用。

9. 若因肌肉紧张或痉挛缠住针体造成滞针时，可向相反方向捻转，轻微捻动几下，使针体松动，即可继续捻转或者拔针。

10. 针灸后，针刺部位 3 小时内避免沾水，嘱患者注意休息，放松心情。

11. 针灸美容对于治疗黄褐斑、痤疮、扁平疣、老年斑、脱发等都有显著的效果。针灸美容没有绝对禁忌证，同任何疗法适当配合都能提高疗效；而且针灸美容较之于仅注重局部皮肤营养而达到美化容颜目的的西医美容方法，效果更加稳定、持久，这也是针灸美容越来越引起人们重视和关注的一个重要原因。

（周双琳）

第四节 艾灸美容技术

一、概述

艾灸疗法简称灸法，是利用艾叶作原料制成艾绒，运用艾绒或其他药物在体表的穴位上烧灼、温熨，借灸火的热力以及药物的作用，通过经络的传导，以温通气血、扶正祛邪，达到防治疾病目的的一种治法。它以中医经络为基础，运用艾体在体表的穴位上烧灼、温熨，以达到保健养身、预防疾病的功效。针对产后经络不畅，以及手脚冰凉、痛经、月经不调、胃痛等问题，气色调理（祛面部水肿、眼袋、黑眼圈、色斑）具有通经活络、行气活络、去湿逐寒、消肿散法、排毒养颜，改善身体各种亚健康状态等作用。本法主要借助温热的力量而起到温经散寒、理气活血、回阳通经的目的。艾灸不仅可以治疗常见疾病，更是养生抗衰的好方法，只要记住人体四大养生要穴——关元、命门、中脘、足三里，通过艾灸即可温补脾肾，补益肾气，提高人体免疫力，促进身体健康，预防早衰。艾灸美容与一般的化妆品美容、手术美容是两个不同的概念，一个是本质上的，另一个是表面上的。化妆品可以掩饰人的不足，手术可改造人的结构，但这些都无法给患者真正的健康。艾灸美容能使患者达到健康，从而使其青春常驻，容光焕发，思维敏捷，反应灵敏，那又是另一种不同层次上的美。艾灸美容可用于治疗痤疮、黄褐斑、虚胖女性、改善肤色等。灸法种类很多，本节仅介绍无瘢痕灸法、温和灸法和艾条隔药灸法。

二、用物准备

物 品 名 称	数　　量	物 品 名 称	数　　量
（1）艾灸条	适量	（5）治疗盘	1个
（2）温灸器	1个	（6）弯盘	1个
（3）打火机	1个	（7）手消液	1瓶
（4）镊子	1个		

三、护理要点

1. 施灸的程序，一般是先灸上部，后灸下部；先灸背，后灸腹；先灸头部，后灸四肢；先灸阳经，后灸阴经。情况特殊，可灵活掌握。

2. 施灸的时间长短原则是：灸从久，必须长期施行方能见功，这是针对慢性病而言。一般前3天，每天灸1次，以后间隔一日灸1次，或间隔两日灸1次，

操作流程

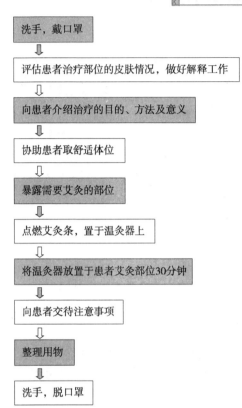

洗手，戴口罩

⇩

评估患者治疗部位的皮肤情况，做好解释工作

⇩

向患者介绍治疗的目的、方法及意义

⇩

协助患者取舒适体位

⇩

暴露需要艾灸的部位

⇩

点燃艾灸条，置于温灸器上

⇩

将温灸器放置于患者艾灸部位30分钟

⇩

向患者交待注意事项

⇩

整理用物

⇩

洗手，脱口罩

可连续灸治 1 个月、2 个月、3 个月甚至半年或一年以上。如果用于健身灸，则可以每月灸 3~5 次，终生使用，效果更好。如果是急性病、偶发病，一般只灸 1~2 次即可，以需要而定，不必限制时间和次数。如果是慢性病、顽固性疾病，隔日或间隔 3、5、7 天灸一次均可。

3. 对小儿和知觉减弱的患者，医生可将示、中两指置于施灸部位两侧，通过手指的知觉来测知患者局部受热程度，而随时调节施灸距离，掌握施灸时间，防止烫伤。

4. 艾条隔药灸法所隔的药物有动物、植物和矿物，常用有隔姜、隔蒜、隔葱、隔盐等。

5. 应严格掌握温度，避免过度烫伤。对局部起水疱者，无须挑破，任其自然吸收。施灸时，严防艾火烧坏患者衣服、被褥等物。

6. 艾灸后半小时内不要用冷水洗手或洗澡。艾灸后要喝较平常多量的温开水（绝对不可喝冷水或冰水），有助于排泄器官排出体内毒素。

7. 施灸完毕，必须把艾卷或艾炷彻底灭火，以免引起火灾。

8. 凡遇晕灸、水疱等，应及时做出相应的处理。

9. 禁忌证：①饭后 1 小时内不宜艾灸；②脉搏每分钟超过 90 次以上不要艾灸；③过饥、过饱、酒醉禁灸；④孕妇禁灸；⑤身体发炎部位禁灸。

（周双琳　王聪敏）

第五节　拔罐美容技术

一、概述

拔罐疗法是以罐为工具，利用燃烧、抽吸、蒸汽等方法造成罐内负压，使罐吸附于腧穴或体表的一定部位，以产生良性刺激，达到调整机体功能、防治疾病目的的外治方法。拔罐美容是通过拔罐起到排毒解毒，改善人体微循环，增强免疫力，提高经络对机体调控功能的作用，从而实现患者美化形体、肌肤和毛发，重塑人体美的需要。拔罐美容应用于去除皱纹、去除眼袋、修身塑形、治疗皮肤病、调理影响美容的相关疾病等方面。还可用于治疗神经性皮炎、蜇伤所致瘀肿、银屑病、冻疮未溃、慢性湿疹等皮肤病。

二、用物准备

物 品 名 称	数　　量	物 品 名 称	数　　量
（1）罐具	数个	（5）治疗盘	1 个
（2）95% 乙醇棉球	1 个	（6）弯盘	1 个
（3）打火机	1 个	（7）手消液	1 瓶
（4）镊子	1 个		

三、护理要点

1. 拔罐前，仔细检查罐口是否光滑、有无破损，防止割伤皮肤。用过的火罐要浸泡消毒，用清水洗净，晾干备用。

2. 应注意保持温暖、避开风口，防止受凉，选择清静、光线和冷暖适宜的室内环境为佳。

3. 应根据不同部位选用不同口径的火罐。宽阔而肌肉丰厚的背部、大腿处，可使用中、大罐，而小腿、手臂和颈肩部则适宜用小罐。注意选择肌肉较丰满、富有弹性、毛发较少的部位，以防掉罐。选择舒适的体位姿势，如仰卧位、俯卧位等，如果在拔罐过程中要改变体位，可协助患者扶稳火罐后，缓慢改变体位。

操作流程

洗手，戴口罩

⇩

评估患者治疗部位的皮肤情况，做好解释工作

⇩

向患者介绍治疗的目的、方法及意义

⇩

协助患者取舒适体位

⇩

暴露需要拔罐的部位

⇩

止血钳夹紧酒精棉球并点燃，将火罐罩于棉球上，使罐内受热，再将棉球取出

⇩

迅速将火罐罩在施术部位上

⇩

5～10分钟后拔取火罐

⇩

向患者交待注意事项

⇩

整理用物

⇩

洗手，脱口罩

前一次拔罐部位的罐斑未消退之前，不宜在原处拔罐。

4. 初次治疗时，拔罐的数量不宜过多。初次治疗者和体弱、年老、儿童等极易发生意外反应的患者，宜选小罐具，并应随时观察患者的面部表情、颜色，以便及时发现和处理意外情况。

5. 所有操作要做到稳、准、轻、快。操作中防止烫伤皮肤。

6. 根据患者的病情、部位以及季节的变化，选择留罐时间的长短。①病情重、病灶深及疼痛性疾患，留罐时间宜长；病情轻、病灶浅的疾患，留罐时间宜短。②拔罐部位肌肉丰厚，如臀部、大腿部，留罐时间可略长；拔罐部位肌肉薄，如头部、胸部、背部，留罐时间宜短。③气候寒冷，留罐时间适当延长；天热时则相对缩短。

7. 取罐时不要硬拉或旋转，应以一手扶住罐身，另一手的手指按压罐口一

侧皮肤，使空气入罐，罐即脱落。

8. 拔罐前后最好不要喝酒；拔罐后 3 小时内不要洗澡，不要做剧烈的运动，注意保暖，以免寒气进入体内，适得其反，加重病情。

9. 禁忌证：①大血管部位、心前区、腰骶部、皮肤溃疡、水肿部位禁用；②有心力衰竭、体质虚弱、贫血、肿瘤、出血性疾病患者禁用；③对于饥饿、疲劳、精神紧张、酒后的患者，最好不要拔罐；④皮肤有过敏、水肿、孕妇的腰骶部和腹部禁止拔火罐。

10. 留罐时间不宜太久，避免皮肤起水疱。若局部瘀血严重或疼痛时，可轻轻按摩以缓解症状。若出现水疱，给予对症处理。

11. 拔罐过程中若出现头晕、胸闷、恶心欲呕、肢体发软、冷汗淋漓甚至瞬间意识丧失等晕罐现象，应立即起罐，给予对症处理。

（周双琳）

第六节　火针美容技术

一、概述

火针疗法，古称"焠刺""烧针"等，是指将特制针具用火烧红后迅速刺入人体体表的一定部位或穴位，借助火热之性温通经络，激发经气，治疗疾病的一种方法。临床适用于顽固性寒性疾病和火热毒邪需要发散的疾病，在损容性疾病中对湿疹、神经性皮炎、痤疮、黄褐斑、银屑病、白癜风、荨麻疹、多发性毛囊炎、汗管瘤、鸡眼、痣、疣、痈、疽、疖、带状疱疹等效果较好。其操作简便，疼痛小，疗效可靠，临床运用广泛。

二、用物准备

物 品 名 称	数 量	物 品 名 称	数 量
（1）火针	数个	（5）手消液	1 瓶
（2）酒精棉球	数个	（6）酒精灯	1 个
（3）打火机	1 个	（7）碘酒	1 瓶
（4）镊子	1 个		

三、护理要点

1. 一般头面部疾患使用火针要仔细，避免刺入过深，留下瘢痕。对于血管和主要神经分布部位亦不宜施用火针。

操作流程

洗手，戴口罩

⇩

评估患者治疗部位的皮肤情况，做好解释工作

⇩

向患者介绍治疗的目的、方法及意义

⇩

协助患者取舒适体位

⇩

暴露治疗部位，消毒皮肤，用碘酒标明病变部位

⇩

点燃酒精灯，将火针在酒精灯上烧红

⇩

左手固定患部，右手持针

⇩

将火针准确、迅速地刺入患部或其周围，然后立即将针拔出

⇩

用消毒棉球按压针孔

⇩

向患者交待注意事项

⇩

整理用物

⇩

洗手，脱口罩

2. 针刺的深度，视皮损种类和病变深浅而定。每次针数的多少，根据病变局部面积的大小而定，一般1~3针。1~2周针刺1次为宜。

3. 针刺后针孔产生的红晕或红肿未能完全消退时，应避免洗浴，切忌用手搔抓。若皮肤发红、出现水疱等现象，立即停止针刺，给予对症处理。

4. 针孔处理：若针刺1~3分深，可不作特殊处理。若针刺4~5分深，针刺后用消毒纱布贴敷，用胶布固定1~2天，以防感染。

5. 施用火针时应注意防止火灾或烧伤等意外事故。

6. 治疗中若患者发生晕针，应立即停止火针，给予对症处理。

7. 禁忌证：①火针刺激强烈，孕妇及年老体弱者禁用；②火热证候和局部

红肿者不宜用；③高血压、心脏病、恶性肿瘤者禁用；④瘢痕体质者禁用。

（王聪敏）

第七节　埋线美容技术

一、概述

穴位埋线疗法指的是根据针灸学理论，将羊肠线埋入穴位，利用羊肠线对穴位的持续刺激作用来调整机体气血和阴阳平衡，或产生免疫调节作用，而达到治疗目的的一种疗法。穴位埋线后，羊肠线在体内软化、分解、液化和吸收时，对穴位产生的生理、物理及化学刺激长达 20 天或更长时间，从而对穴位产生一种缓慢、柔和、持久、良性的"长效针感效应"，长期发挥疏通经络作用，达到"深纳而久留之，以治顽疾"的效果。现代穴位埋线技术是改良式的针灸，应用特制的一次性埋线针，将生物可降解线体埋入人体特定经络穴位，通过线体长期刺激经穴进行治疗疾病的一种创新治疗方法，也可称为长效针灸疗法，广泛应用于埋线减肥、祛斑、除皱美容领域。用特制的一次性医疗器具将人体可吸收的载体羊肠线植入相应的穴位，长久刺激穴位，可起到"健脾益气、疏通经络、调和阴阳气血"的作用，从而调整患者的自主神经和内分泌功能，达到祛病强身、保健美容的目的。穴位埋线是一种长效、低创痛的针灸疗法，它也特别适用于各种慢性、顽固性疾病以及时间紧和害怕针灸痛苦的人群。

二、用物准备

物 品 名 称	数 量	物 品 名 称	数 量
（1）埋线针	1个	（5）创可贴	数片
（2）羊肠线	数根	（6）酒精灯	1个
（3）酒精棉球	数个	（7）手消液	1瓶
（4）血管钳	1个	（8）无菌手套	1副

三、护理要点

1. 适应证

（1）面部疾患：痤疮、黄褐斑、扁平疣、面部皱纹、眼袋、过敏性鼻炎等。

（2）疼痛性疾患：包括神经性疼痛、慢性炎症疼痛、脏腑疼痛等。如头痛、偏头痛、坐骨神经痛、胃脘痛等。

（3）功能性疾患：包括神经性、精神性、内分泌性及内脏功能失调性等疾

操 作 流 程

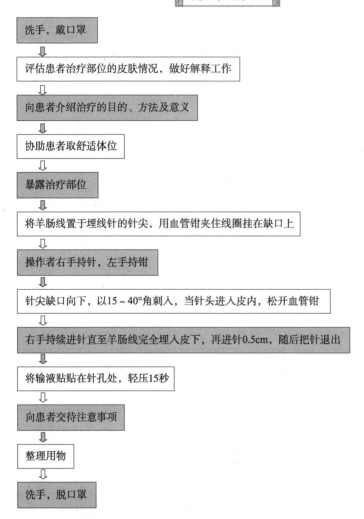

洗手，戴口罩

⇩

评估患者治疗部位的皮肤情况，做好解释工作

⇩

向患者介绍治疗的目的、方法及意义

⇩

协助患者取舒适体位

⇩

暴露治疗部位

⇩

将羊肠线置于埋线针的针尖，用血管钳夹住线圈挂在缺口上

⇩

操作者右手持针，左手持钳

⇩

针尖缺口向下，以15～40°角刺入，当针头进入皮内，松开血管钳

⇩

右手持续进针直至羊肠线完全埋入皮下，再进针0.5cm，随后把针退出

⇩

将输液贴贴在针孔处，轻压15秒

⇩

向患者交待注意事项

⇩

整理用物

⇩

洗手，脱口罩

病。如肥胖、眩晕、神经官能症、高血压、失眠、月经不调、阳痿、不孕症、精神分裂症、面神经麻痹等。

（4）皮肤科疾患：如银屑病、神经性皮炎、过敏性皮炎、脱发、皮肤瘙痒、荨麻疹等。

2. 疗程长短因疾病的性质、程度而定，一般 7～15 日埋线一次，3～5 次为一疗程，一疗程完毕后可间隔 7～10 日再行下一个疗程。

3. 埋线疗法所采用的针具及线体均为一次性的医疗产品，保证一人一针，用后按规定销毁，避免医源性交叉感染，严格无菌操作，保证安全卫生。出针后局部用75%乙醇棉球或干棉球压迫片刻，以防止出血，引起血肿。然后用医用创可贴覆盖进针点，防止感染。

4. 根据不同部位掌握埋线的角度和深度，不要伤及内脏、大血管和神经干。埋线后6~8小时内局部禁沾水，不影响正常的活动。埋线后局部出现酸、麻、胀、痛的感觉属正常现象，是刺激穴位后针感得气的反应。体质较柔弱或局部经脉不通者更明显，一般持续时间为2~7天左右。

5. 在一个穴位上做多次治疗，应偏离前次治疗的部位。局部出现微肿、胀痛或青紫现象是个体差异的正常反应，是由于局部血液循环较慢，对线体的吸收过程相对延长所致，一般7~10天左右即能缓解，不影响任何疗效。体型偏瘦者或脂肪较薄的部位，因其穴位浅，埋线后可能出现小硬节，不影响疗效，但吸收较慢，一般1~3个月左右可完全吸收。

6. 头眼部血管丰富，易出血，埋线时要缓慢进、出针，出针后用干棉球按压针眼片刻，防止出血和皮下血肿出现。

7. 埋线后宜避风寒、调情志，以清淡饮食为主，忌烟酒、海鲜及辛辣刺激性食物。

8. 禁忌证：①女性在月经期、妊娠期等特殊生理期时尽量不埋线；②皮肤局部有感染或有溃疡时不宜埋线；③肺结核活动期、骨结核、严重心脏病、瘢痕体质及有出血倾向者均不宜使用此法。

9. 由于刺激损伤及羊肠线（异性蛋白）刺激，在1~5天内，局部可出现红、肿、痛、热等无菌性炎症反应，这属于正常反应。少数病例反应较重，切口处有少量渗出液，亦属正常现象，一般不须处理。若渗液较多凸出于皮肤表面，可将乳白色渗液挤出，用75%乙醇棉球擦去，覆盖消毒纱布。施术后患肢局部温度也会升高，可持续3~7天。少数患者可有全身反应，即埋线后1~3天内体温上升，一般在38℃左右，局部无感染现象，持续2~4天后体温恢复正常。埋线后还可有白细胞总数及中性粒细胞计数增高的现象，应注意观察。

10. 常见并发症及处理：①因操作过程中无菌操作不严或伤口处理不当，埋线局部出现感染者，一般在治疗后3~4天出现局部红肿、疼痛加剧，并可能伴有发热，应予局部热敷及抗感染处理；②个别患者对羊肠线过敏，治疗后出现局部红肿、瘙痒、发热等反应，甚至切口处脂肪液化，羊肠线溢出，应适当进行抗过敏处理；③神经损伤，如感觉神经损伤，会出现神经分布区皮肤感觉障碍，所支配的肌肉群瘫痪，若损伤了坐骨神经、腓神经，会引起足下垂和足踇指不能背屈。如发生此类现象，应及时抽出羊肠线，并给予适当处理。

（周双琳）

第八节　耳针美容技术

一、概述

耳针疗法是用针刺或其他方法刺激耳廓上的穴位，达到美化容颜，防治损容性疾病目的的一种疗法。耳穴是指分布在耳廓上的特定的刺激点。人体在发生疾病时，常会在耳廓的相应部位出现"阳性反应点"，如：压痛、变形、变色、水疱、结节、丘疹、凹陷、脱屑、电阻降低等，这些反应点也可以作为耳针刺激点，即耳穴。耳穴刺激方法除传统的毫针针刺外，还有电刺激法、埋针法、放血法、注射法、磁疗法、耳夹法、药敷法、贴膏法、压丸豆法、激光法等20多种。耳针疗法常用于治疗荨麻疹、过敏性鼻炎、哮喘、过敏性结肠炎等疾病。

二、用物准备

物品名称	数量	物品名称	数量
(1) 毫针	1个	(3) 乙醇棉球	数个
(2) 镊子	1个	(4) 手消液	1瓶

三、护理要点

1. 一般采用0.5寸的短柄毫针，常规消毒后，用左手固定耳廓，右手持针对准所选定的耳穴敏感点进针。进针深度应根据耳廓局部的厚薄而定，一般刺入皮肤2~5毫米，以透过软骨但不穿透对侧皮肤为度。留针期间可间隔捻转数次以加强刺激。每日一次或隔日一次，连续10次为一疗程。留针时间为20~30分钟，慢性病、疼痛性疾病可适当延长，小儿、老年人不宜多留。

2. 熟练掌握耳针美容的选穴。耳针美容的选穴可根据病变的部位，结合中医基础理论、现代医学知识和临床经验等进行。如：面部的黄褐斑，按部位可选面颊；因肝主疏泄，气血郁滞可选肝；黄褐斑与内分泌失调有关，故选内分泌。面颊、肝、内分泌三穴组成面部黄褐斑的耳穴处方。

3. 操作时，美容耳穴的选取必须精练，一般每次以2~4穴为宜。一侧病取同侧穴，两侧病或内脏病取双侧穴；也可左病取右，右病取左；或两侧交替使用。7~10次为1疗程，疗程间歇2~3天。

4. 针刺前必须严格消毒，防止感染。因耳廓暴露在外，表面凹凸不平，结构特殊，血液循环较差，容易感染，且感染后易波及软骨，严重者可致软骨坏死、萎缩而导致耳廓畸变，故应重视预防。一旦感染，应立即采取相应措施，如局部红肿疼痛较轻，可涂碘伏，每日2~3次；重者局部涂擦消炎抗菌类软膏，并口服抗生素。如局部化脓，恶寒发热，白细胞计数增高，发生软骨膜炎，应选用相应抗生素注射，并用庆大霉素冲洗患处，也可配合内服清热解毒剂，外敷中草药及外用艾灸疗法。

5. 禁忌证：①耳廓上有湿疹、溃疡、冻疮破溃者；②有习惯性流产的孕妇；③孕期妇女也应慎用，尤其不宜用子宫、盆腔、内分泌、肾等耳穴。

6. 对年老体弱、有严重器质性疾病、高血压病者，治疗前应适当休息，治疗时手法要轻柔，刺激量不宜过大，以防意外。

7. 耳针治疗时应注意防止发生晕针，如发生应及时停止耳针治疗，给予对症处理。

操作流程

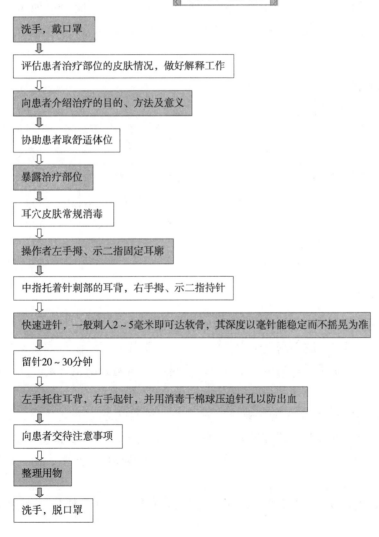

洗手，戴口罩

↓

评估患者治疗部位的皮肤情况，做好解释工作

↓

向患者介绍治疗的目的、方法及意义

↓

协助患者取舒适体位

↓

暴露治疗部位

↓

耳穴皮肤常规消毒

↓

操作者左手拇、示二指固定耳廓

↓

中指托着针刺部的耳背，右手拇、示二指持针

↓

快速进针，一般刺入2～5毫米即可达软骨，其深度以毫针能稳定而不摇晃为准

↓

留针20～30分钟

↓

左手托住耳背，右手起针，并用消毒干棉球压迫针孔以防出血

↓

向患者交待注意事项

↓

整理用物

↓

洗手，脱口罩

（周双琳）

第九节　刮痧美容技术

一、概述

刮痧美容是我国传统医学的一种。刮痧是对施术处反复摩擦，可使局部皮温升高、循环加快、局部组织营养增强，促进皮肤组织细胞的生长。中医角度解释主要是疏通经络、宣畅气血、活血化瘀，从而起到排毒养颜、舒缓皱纹、行气消斑、养颜保健的功效。从西医角度来讲，刮痧可改善机体血液循环，增加血液、淋巴液及体液的流量，提高皮肤的携氧和吸收营养的能力；加速细胞的新陈代谢，促进衰老细胞的脱落，维护纤维的弹性状态，从而达到治疗的目的。

二、用物准备

物 品 名 称	数 量	物 品 名 称	数 量
（1）洁面乳	1 瓶	（6）治疗盘	1 个
（2）面巾纸	1 包	（7）维生素 E 乳/按摩膏	1 瓶
（3）相机	1 部	（8）刮痧板	1 块
（4）治疗车	1 台	（9）清洁手套	1 副
（5）手消液	1 瓶		

三、护理要点

1. 面部刮痧操作要点：①额部应从眉心至前额发际，由下至上再由正中至两边的发际；②鼻部应从眉心刮至鼻尖，由上至下；眼部上下均由目内眦至目外眦方向；③面颊部由鼻翼两侧刮至太阳穴方向，再由嘴角两边刮至耳前；④下颌部可由下颌刮至耳后凹凸处（翳风穴）。

2. 刮痧前若治疗区皮肤有溃烂破损，或正处于过敏状态，不宜刮痧。操作前要在治疗区涂抹维生素 E 乳或按摩膏，刮痧力度应轻柔，刮痧板和皮肤呈 15°角，有褶皱处应先用手撑平，顺着皱纹的方向刮，一般遵循由下至上，由内而外的原则。

3. 每次刮痧的时间不宜过长，以面部发热微红为宜，每个部位一般 3～5分钟。

操 作 流 程

洗手，戴口罩

⇩

评估患者治疗部位的皮肤情况

⇩

收集患者一般资料、现病史、既往史、药物过敏史及有无治疗禁忌证等

⇩

耐心向患者讲解刮痧治疗的方法、过程、预期效果及不良反应等

⇩

充分沟通后，签署刮痧治疗术知情同意书

⇩

调节室温，室内温度保持在22～25℃

⇩

关好门窗，拉好窗帘

⇩

清洁治疗部位的皮肤，拍照存档

⇩

协助患者取舒适体位，充分暴露治疗部位

⇩

涂抹维生素E乳，取刮痧板开始操作

⇩

治疗中注意观察患者反应及局部皮肤情况

⇩

治疗完毕，清洁皮肤

⇩

治疗后观察刮痧部位皮肤情况

⇩

向患者交待注意事项及复诊时间

⇩

整理用物

⇩

洗手，脱口罩

4. 刮痧后不宜立即化妆，给皮肤以休整的机会，可适当使用爽肤水，皮肤灼热明显时可进行冷湿敷。

5. 治疗期间告诫患者应注意休息，劳逸结合，多食含维生素 C 丰富的食物。生活有规律，注意加强锻炼，提高机体抵抗力。

6. 治疗期间密切观察患者皮肤不良反应，一旦出现红肿、脱屑、瘙痒、疼痛、水疱、色素沉着等症状，及时进行对症处理。

（申琳）

第四章　注射美容护理操作技术

第一节　注射填充技术

一、概述

注射填充技术是指将注射美容填充材料注射至人体内的特定部位，以改善容貌的方法。填充材料基本分为透明质酸、胶原蛋白、自体脂肪等，临床上应用较广泛的是透明质酸注射填充。玻尿酸又名糖醛酸及透明质酸，是人体真皮组织的成分之一。当透明质酸注射到治疗部位时会与体内原有的透明质酸融合，吸引及锁住附近的水分，令皮肤膨胀起来。玻尿酸注射就是将玻尿酸以填充物的方式注入于真皮皱褶凹陷或想丰润的部位，补充人体真皮层缺失的玻尿酸，填充皱纹皱褶，可达到立即性的祛除皱纹、隆鼻、隆下颏及丰唇等作用。玻尿酸的成分还能刺激骨胶原增生及锁住肌肤中的水分，令肌肤充满弹性及光泽。透明质酸可以祛除静态皱纹（嘴角纹、法令纹等），同时还可以填充面部凹陷（额头、太阳穴、泪沟、苹果肌、面颊），装饰面部（丰唇、隆鼻、丰下巴、丰耳垂）。本节只介绍透明质酸注射填充技术。

二、用物准备

物 品 名 称	数　量	物 品 名 称	数　量
（1）洁面乳	1瓶	（11）碘伏	1瓶
（2）面巾纸	1包	（12）75%乙醇	1瓶
（3）照相机	1部	（13）防敏胶带	1卷
（4）治疗车	1台	（14）无菌纱布	数块
（5）手消液	1瓶	（15）棉签	数包
（6）治疗盘	1个	（16）红霉素软膏	1支
（7）无菌手套	2副	（17）冰袋	数块
（8）表面麻醉剂	数支	（18）注射用透明质酸钠	按需
（9）密封膜	1卷	（19）2%利多卡因注射液	数支
（10）0.1%新洁尔灭	1瓶	（20）盐酸肾上腺素注射液	数支

操作流程

洗手，戴口罩

⇩

评估患者注射部位的皮肤情况

⇩

收集患者的一般资料、现病史、既往史、药物过敏史及有无注射禁忌证等

⇩

耐心向患者讲解注射填充透明质酸钠的方法、过程、预期效果及不良反应

⇩

充分沟通后，签署注射填充透明质酸钠知情同意书

⇩

清洁治疗部位的皮肤，任何化妆品和护肤品都需要清洁干净

⇩

拍照存档

⇩

标记注射填充的部位

⇩

如注射区需表面麻醉，外涂表面麻醉剂，外敷密封膜，一般1~2小时后即可开始治疗

⇩

调节合适的室内温度、光线，调节治疗床的舒适度

⇩

操作用物准备，与医生共同核对药物、注射部位、注射剂量

⇩

协助患者取舒适体位，充分暴露治疗部位

⇩

操作者戴好无菌手套

⇩

护士消毒注射部位皮肤

⇩

护士拆开注射用透明质酸钠的外包装，操作者取出并排气

⇩

护士打开无菌纱布外包装，操作者取出

⇩

二人再次核对患者姓名、注射药物、剂量、注射部位等

⇩

核对无误后，操作者开始注射

⇩

注射中密切观察患者反应，如发生不良反应，立即停止注射，并及时给予处理

⇩

注射结束后，用棉签轻轻按压出血点处，直至停止流血

⇩

无菌纱布包裹冰袋，给予冰敷

⇩

密切观察患者治疗后反应，如有不适及时给予处理，无不适者冰敷后针眼处涂抹红霉素软膏

⇩

再次核对，向患者交待注意事项及复诊时间

⇩

整理用物

⇩

洗手，脱口罩

三、护理要点

1. 治疗前，保持肌肤的清洁，建议使用洁面乳和收敛水来清洁皮肤。使用冷水清洁，以便毛孔收缩。建议患者至少治疗前 3 ~ 4 天内，不要服用消炎药，因其有可能会加剧注射部位出血和肿胀。注射前向患者询问是否对透明质酸过敏，以及既往病史。

2. 推注要缓慢，边推边塑型，避免注入血管。透明质酸钠注入血管内会引起一过性的局部缺血，甚至可能造成局部组织坏死，所以必须了解局部血管的走行以避免不必要的损伤。

3. 术前冰敷让毛细血管收缩，能够很好地预防出血；术后冰敷不仅能预防出血，同时可减轻疼痛。冰敷时间不宜过长，皮肤长期暴露于温度较低的环境下加之敷过麻药后面部感觉迟缓，可能造成皮肤表面冻伤，因此冷敷时间不应太长。

4. 注射治疗后，请保持面部放松，勿做过多的面部表情。在治疗后至少两周内，避免接触高热环境（如桑拿等），因其可能会导致注射的透明质酸很快被分解，缩短填充效果。请勿触摸或按摩注射部位。

5. 注射使用的透明质酸为非动物源性，稳定性高，与人体组织相近，可降解，不易过敏。除了填充作用外，还具有滋润皮肤、恢复皮肤弹性和光泽的作用，它将填充和嫩肤很好地结合在一起，使患者达到双重满意的效果。依剂型不同可维持 6 ~ 24 个月。

6. 注射填充剂透明质酸钠需要专人保管，用后的针头、注射器及原包装盒全部回收，将条形码保存。

7. 禁忌证：①有严重过敏反应病史者；②已注射永久性填充剂的部位；③6 ~ 12 个月前曾使用过非永久性填充剂的部位；④曾注射过面部填充剂，但填充剂种类不明确的部位；⑤有凝血机制异常或在 2 周内接受过血栓溶解剂、抗凝剂或血小板凝结抑制剂治疗者；⑥活动性皮肤病、炎症、感染及相关疾病的部位或邻近部位；⑦年龄在 18 岁以下的患者；⑧孕期或哺乳期妇女。

8. 注射透明质酸后可能会产生暂时性的轻微发红、肿胀、瘙痒现象，通常在几天后消失，这些也是所有手术的基本症状，患者可不必紧张。如皮肤出现炎性反应，伴随按压痛感，持续一周左右，请通知注射医生对症处理。针头对于皮肤、肌肉有较轻创伤，会引起少量的出血，抑或因操作者误伤血管，出现出血、血肿也是不可避免的，应予以高度重视。

（刘畅）

第二节　肉毒毒素注射技术

一、概述

肉毒毒素又称肉毒杆菌内毒素，是由厌氧的肉毒梭菌（属于梭状芽孢杆菌的一种）产生的一种细菌外毒素，肉毒毒素能抑制纹状肌纤维（NMJ）乙酰胆碱的释放，使肌纤维不能收缩从而引起肌肉的松弛性麻痹，以达到除皱美容的目的，且毒性越大，除皱美容效果越好。在各型肉毒素中 A 型肉毒素对人的作用最强，应用最为广泛。适用于：面部除皱、瘦脸、小腿塑形、抑制瘢痕增生、面部肌肉痉挛、改变眉型、止汗等治疗。

二、用物准备

物　品　名　称	数　　量	物　品　名　称	数　　量
（1）治疗车	1 台	（7）生理盐水	1 袋
（2）治疗盘	1 个	（8）无菌手套	1 副
（3）相机	1 部	（9）记号笔	1 支
（4）驯碘	1 瓶	（10）盐酸金霉素眼膏	1 支
（5）75% 乙醇	1 瓶	（11）棉签	1 包
（6）注射器（1ml、5ml）	2 支		

三、护理要点

1. 肉毒毒素是一种蛋白质，其制剂是混以赋形剂的冻干粉，需采用冷藏或冷冻保存，2~8℃可保存两年，-20℃~-5℃可保存 3 年。肉毒毒素用生理盐水溶解后尽量一次用完，如有剩余可冷藏保存，2 小时内用完。注射的温度应在 25℃以下。

2. 术前 2 周停用活血化瘀药（如阿司匹林、维生素 E）及氨基糖苷类抗生素等药物治疗，女性避开月经期，观察注射部位有无感染病灶。

3. 注射后当天局部可能出现肿胀瘀血，属于常见情况，1~2 周即可消退。术后 24 小时局部保持干燥；4~6 小时内禁止做弯腰、低头或平卧等动作，以防止因重力导致的药物弥散。

4. 面部注射的患者术后 1 周内，避免大笑或哭泣等面部肌肉剧烈频繁运动。避免接受与高温相关的面部处理，包括桑拿、热喷、热敷等。

5. 术后 1 周内禁止服用氨基糖苷类抗生素（如庆大霉素、链霉素、卡那霉素、巴龙霉素等）。

操作流程

洗手，戴口罩

⇩

评估患者治疗部位的皮肤情况及身体整体状况

⇩

收集患者一般资料、现病史、既往史、药物过敏史及有无治疗禁忌证等

⇩

注射部位的设计，用记号笔标记注射点

⇩

注射前与患者充分沟通，告知并签署肉毒毒素注射知情同意书

⇩

关好门窗，拉好窗帘，保持室内温度在22～25℃

⇩

配药护士遵医嘱稀释肉毒毒素，常规肉毒毒素100U以0.9%氯化钠注射液2.5ml稀释

⇩

协助患者取仰卧位或半卧位，充分暴露治疗部位

⇩

75%乙醇消毒注射部位的皮肤

⇩

配合医生进行注射，注射完毕轻压穿刺点

⇩

治疗结束后擦去记号印迹

⇩

再次消毒穿刺点

⇩

穿刺点涂抹盐酸金霉素眼膏

⇩

嘱患者休息15～20分钟

⇩

向患者交待注意事项及复诊时间

⇩

整理用物

⇩

洗手，脱口罩

6. 注射后局部出现酸胀感，数小时或数日内可自行消退，治疗后 1～2 月左右达到最佳效果；4～6 月后需再次注射，前三次治疗间隔最好不超过半年。

7. 禁忌证：①严重的精神异常、心理障碍者；②心、肺、肾功能不全及血液病患者；③妊娠期、哺乳期妇女；④计划或有可能在 6 个月内怀孕的女性。

（申琳）

第三节　瘢痕修复注射技术

一、概述

瘢痕修复注射技术是将药物注射于瘢痕组织，通过药物吸收使瘢痕萎缩、变软、变薄、变平坦，以此达到治疗的目的。瘢痕内药物注射是治疗瘢痕疙瘩和增生性瘢痕的常用方法，已被证明为安全、有效的方法之一。传统注射技术是采用注射器手工注射，时间较长，且因注射时无压力、药物分散不均匀，不利于吸收，效果不好。常用的药物是糖皮质激素类，如复方倍他米松注射液、醋酸曲安奈德注射液。本节重点讲述用无针加压注射器治疗瘢痕的操作技术。无针注射技术简而言之，就是在进行药物注射时不借助针头，液体药物直接进入机体组织，除了药物本身外，没有其他异物进入机体，从而解决了传统注射的弊端，药物以极细的直径高速喷出，其自身的高压可使药物直接进入机体，而由于流体本身的特性，液体药物进入组织后沿组织纤维的间隙弥散分布，进入过程对组织损伤极小，同时药物分布弥散更加均匀，利于吸收。无针注射器操作简便，且高压能使药物很快进入瘢痕内，注药时间只需 1～1.5 秒，免除了普通注射器注药所造成的痛苦。

二、用物准备

物 品 名 称	数 量	物 品 名 称	数 量
（1）洁面乳	1瓶	（10）碘伏	1瓶
（2）面巾纸	1包	（11）75%乙醇	1瓶
（3）照相机	1部	（12）防敏胶带	1卷
（4）治疗车	1台	（13）无菌纱布	数块
（5）手消液	1瓶	（14）棉签	数包
（6）治疗盘	1个	（15）红霉素软膏	1支
（7）无菌手套	1副	（16）创可贴	数贴
（8）盐酸利多卡因注射液	1支	（17）注射药物	按需
（9）一次性注射器	1支	（18）无针加压注射器	1个

操作流程

洗手，戴口罩
⇩
评估患者注射部位的皮肤情况，如瘢痕大小、颜色、硬度、有无感染等
⇩
收集患者的一般资料、现病史、既往史、药物过敏史及有无注射禁忌证等
⇩
耐心向患者讲解注射的方法、过程、预期效果及不良反应等
⇩
充分沟通后，签署瘢痕注射知情同意书
⇩
清洁治疗部位的皮肤，拍照存档
⇩
如注射区需表面麻醉，外涂表面麻醉剂，外敷密封膜，一般1~2小时后即可开始治疗
⇩
调节合适的室内温度、光线，调节治疗床的舒适度
⇩
用物准备，核对药物、注射部位、注射剂量
⇩
协助患者取舒适体位，充分暴露治疗部位
⇩
遵医嘱并按无菌要求抽取药液，排气
⇩
常规消毒注射部位皮肤
⇩
戴无菌手套
⇩
取无菌纱布一块
⇩
再次核对患者姓名、注射药物、剂量、注射部位等
⇩
核对无误后，开始注射
⇩
注射中密切观察患者反应，如发生不良反应，立即停止注射，并及时给予处理
⇩
注射结束后，注射部位覆盖无菌纱布，按压5分钟左右，针眼处涂抹红霉素软膏
⇩
治疗部位无菌纱布包扎
⇩
密切观察患者治疗后反应，如有不适及时给予处理
⇩
再次核对，向患者交待注意事项及复诊时间
⇩
整理用物
⇩
洗手，脱口罩

三、护理要点

1. 瘢痕疙瘩不仅给患者躯体带来疼痛和瘙痒，心理上也造成很大压力，因此患者迫切要求改善，对此要做好耐心的解释，向患者讲解瘢痕注射的方法、过程，治疗的效果及有可能出现的状况。如致密的瘢痕组织处注射第一针时往往疼痛剧烈，待瘢痕变软，再注射时会感到疼痛减轻，这样可在一定程度上消除患者的恐惧，利于其配合治疗。瘢痕也有可能复发，因此要告知患者，如治疗后瘢痕变软变平后，再次出现瘢痕增生，应及时就诊。

2. 治疗时选择舒适的体位，针头自瘢痕中、下部水平进针，将药液注入瘢痕实体，掌握好进针深度，切勿将药物注射到正常皮肤及瘢痕下，以免引起肌肉萎缩、脱色等不良反应。

3. 注射完药液，将患者留观 15 分钟以上，密切观察患者的出血量、疼痛程度及是否出现不适等。注射后注意按压皮肤 3 ~ 4 分钟，以减少出血和药物的浪费。

4. 严格无菌操作，防止交叉感染。

5. 皮质类固醇激素用药时间不能过长、剂量不能过大，否则会有很多副作用。如去炎松总量不能超过 30 ~ 40mg，只能治疗面积小于 $40cm^2$ 的瘢痕，并不适合治疗大面积瘢痕。注射剂量逐渐递减，待瘢痕软化、平坦时，立即停止使用。对于注射次数较多者，注意观察药物不良反应。

6. 无针加压注射不适用于瘢痕厚度超过 1cm 的病变。

7. 由于瘢痕疙瘩坚硬，注射时产生剧痛。治疗中要安慰患者，直至完成治疗。

8. 告知患者在治疗及修复期禁食辛辣刺激性食物，如酒、牛羊肉、生姜等，避免局部刺激，如摩擦、搔抓等。

9. 无针高压注射器注射药物的穿透力及扩散范围因瘢痕的质地而异。较软瘢痕穿透力深，药物扩散范围大；较硬瘢痕穿透力弱，药物扩散范围小，这与瘢痕的纤维结构有关。

10. 注射较薄的瘢痕时，可根据其厚度适当增加操作距离，使穿透力减小，以免药物穿过瘢痕注入瘢痕下正常组织。对眼睛周围的小瘢痕要特别注意，因眼周皮肤薄，容易穿透，必须注意保护眼球，这时可考虑用普通注射器解决。

11. 禁忌证：①高血压、糖尿病及其他有类固醇激素禁忌证患者；②年龄未满18 岁及高于 65 岁的患者；③妊娠及哺乳期女性；④未控制的系统病毒、细菌、真菌感染患者；⑤局部皮损感染或溃疡患者；⑥对注射药物有严重不良反应的患者。

12. 密切观察患者治疗后反应，一旦出现不良反应，及时给予处理。

（刘畅）

第四节　埋线紧致提升术

一、概述

埋线紧致提升术是利用微型埋线针，采用蛋白线像蜘蛛网状地植入到皮肤真皮或皮下筋膜层，以针与线的技术手法，以45°角的强大斜提力量，重新拉回下垂的组织，实现紧致提升的目的。它是一种通过不同种类、规格的材料和线体的植入，经过分解、吸收、刺激胶原再生，让皮肤以及筋膜系统更加紧致的美容手段。面部衰老常表现为眼周及颧脂肪垫下垂，脸颊结构下垂，鼻唇沟等各类皱纹加深，面颊部失去饱满等。埋线提升术常用于：①改善轮廓：包括全面部、下垂苹果肌、立体下颌线条、胸部、臀部、上臂；②治疗皱纹：面部皱纹、颈纹等；③缩小体积：包括双下巴、颧骨、上臂、腹部；④肤质改善：肤质紧致、提亮肤色。随着时间的推移，埋在皮肤底层的线会刺激皮下胶原蛋白再生，形成弹力纤维让皮肤变厚，还可预防皮肤老化问题。与传统除皱方法不同，面部埋线提升简便而又具有传统面部提升术的同等效果，因不需切开皮肤，所以术后基本无痕，且术后肿胀很少，几乎对日常生活不产生影响。适应人群：不同的人皮肤的状况都有所不同，总的来说，面部埋线的年龄为30～45岁皮肤有一定松弛的人群。面部埋线技术对于提拉松弛的肌肤，改善脸型，消除过早老化问题是十分有效的，但对于皮肤明显松弛的人群来讲效果欠佳。

二、用物准备

物品名称	数量	物品名称	数量
（1）洁面乳	1瓶	（11）碘伏	1瓶
（2）面巾纸	1包	（12）75%乙醇	1瓶
（3）照相机	1部	（13）防敏胶带	1卷
（4）治疗车	1台	（14）无菌纱布	数块
（5）手消液	1瓶	（15）棉签	数包
（6）治疗盘	1个	（16）红霉素软膏	1支
（7）无菌手套	数副	（17）冰袋	数块
（8）表面麻醉剂	数支	（18）浸润麻醉药物	按需
（9）密封膜	1卷	（19）埋线材料	按需
（10）无菌手术包	1个	（20）无菌划线笔	1支

操作流程

洗手，戴口罩

↓

评估患者治疗部位的皮肤情况

↓

收集患者的一般资料、现病史、既往史、药物过敏史及有无埋线禁忌证等

↓

耐心向患者讲解埋线紧致提升治疗的方法、过程、预期效果及不良反应等

↓

充分沟通后，签署埋线紧致提升治疗知情同意书

↓

术前检查，包括血常规、凝血功能、术前四项等常规术前检查项目

↓

术前检查结果正常者，可行下一步治疗

↓

清洁治疗部位的皮肤，拍照存档

↓

如注射区需表面麻醉，外涂表面麻醉剂，外敷密封膜，一般1~2小时后即可开始治疗

↓

调节合适的室内温度、光线，调节治疗床的舒适度

↓

操作用物准备

↓

协助患者取舒适体位，充分暴露治疗部位

↓

操作者戴好无菌手套

↓

常规消毒治疗部位皮肤

↓

对疼痛敏感者或大线操作时可行局部浸润麻醉

↓

埋线设计

↓

核对患者姓名、治疗部位，操作中所需要的材料及物品等

↓

护士根据医生操作进程，随时呈递所需用物

↓

治疗中密切观察患者反应，如发生不良反应，立即停止治疗，并及时给予处理

↓

治疗结束后，用无菌冰袋冰敷并压迫30~40分钟

↓

密切观察患者治疗后反应，如有不适及时给予处理

↓

冰敷后创面消毒，涂抹少量红霉素软膏

↓

再次核对，向患者交待注意事项及复诊时间

↓

整理用物

↓

洗手，脱口罩

三、护理要点

1. 胶原蛋白埋线前的护理：①埋线前不能化妆，最好素颜；②清洁面部，清洁后不要涂抹任何护肤品，使面部达到干净清爽的状态；③做埋线前不可进行剧烈的运动，避免毛细血管扩张而使得埋线发生隐患；④口服 1 ~ 3 个月胶原蛋白，每天一袋，充盈皮肤真皮层胶原纤维网；⑤做埋线前不可饮酒、吃辛辣刺激性食物，这些食物会使毛细血管扩张，引起埋线操作过程中出血和淤青；⑥术前一般不建议口服止痛片，因易增加血肿与淤青的时间。

2. 埋线操作工具消毒非常关键，由于埋线针特殊的管状结构和针体穿刺内外结合，如果消毒不当，必然会引起交叉感染，所以必须先用酒精进行反复内外浸泡，清洁干净后再行高压蒸汽灭菌。

3. 操作后即刻冰敷，用无菌冰袋局部压迫，持续 30 ~ 40 分钟。术后隔日可正常洗脸，但治疗区域动作需轻柔。术后一周内避免服用抗凝血药物，避免游泳、桑拿、SAPA、泡温泉、剧烈运动等。术后 4 周内不得对手术区皮肤进行按摩，防止埋线移位影响手术效果。面部埋线术后 1 个月内避免大笑或夸张的面部表情，以防线体移位或断裂。避免长时间或者大的咀嚼动作，最好吃些流质或易咀嚼食物。

4. 规律生活作息，多吃橘子、胡萝卜、番茄，等。这些食物可抗衰老、清除自由基。

5. 术后即可看到效果，出现轻微肿胀属正常现象。针对埋线面积较大的患者，治疗后遵医嘱应用抗感染及止痛消肿药物，一般 3 ~ 5 天的剂量。一周左右会消肿，三个月左右可恢复正常。恢复期间做好术后护理，可有效减少恢复时间。根据病情需要可选择塑形带固定，不仅能巩固埋线效果，还能减少局部的肿胀与淤青。一般使用 7 天为最佳。

6. 禁忌证：①未满 18 周岁者；②精神疾病者；③全身器质性疾病者；④术前检查凝血功能异常、血常规异常者；⑤妊娠期或哺乳期妇女；⑥治疗区皮肤过敏或有破损、炎症者；⑦治疗前两周内使用过美容注射填充物或其他如胶原蛋白、玻尿酸等美容注射者；⑧瘢痕体质者；⑨其他手术禁忌情况。

7. 面部埋线提升可维持 2 ~ 3 年，在日常生活中注意面部的保养，可让效果维持的时间更长。

8. 埋线后，很多患者都会出现不同程度的后遗症或副作用，故术后要密切观察患者的不良反应，发现异常立即告知医生，给予及时处理。常见的并发症包括：①表情僵硬，异物感重：张嘴困难是由于做完埋线后紧绷的埋线固定在皮下、弹性小，造成牵拉所导致。咀嚼困难或者面部表情僵硬等情况，是因为体内真皮层的胶原蛋白不够充足，无法很好地包裹埋线发挥自身胶原蛋白的弹性而造成的现象，可口服纳米级修复型胶原蛋白补充到皮肤真皮层，增加胶原营养，促使体内组织分泌大量的胶原蛋白包裹埋线增加弹性牵拉力，嘱患者进流质或易咀嚼食物。②面部肿胀：是因为埋线后身体的免疫反应，埋线 24～48 小时冰敷治疗部位，还可口服消炎药 1～3 天，如果肿胀超过 3 天未消肿有可能是使用的线体不易被吸收，可口服纳米级修复型胶原蛋白，以增加真皮层的胶原蛋白纤维网，帮助分泌大量胶原蛋白包裹，加快人体的吸收代谢，促进人体自身加快形成双螺旋胶原蛋白在线体周围的聚集，帮助恢复。③皮肤凹凸不平和线头漏出：患者的自身吸收和分泌胶原蛋白的能力不强，或者将线埋入太深或太浅，造成线体周围的胶原蛋白无法形成双螺旋的正常包裹，使人体的组织弹性与线体本身弹性不吻合，造成皮肤表面显示线体的走向或线体从针刺部位漏出，可口服胶原蛋白，加快自身组织对线体的吸收和包裹胶原蛋白。线体在被胶原蛋白包裹吸收后，皮肤凹凸和漏出线头的问题会自然消失。④面部神经损伤：部分患者做完埋线后，有局部或者大面积面瘫的情况发生，主要原因是患者自身的免疫力低、操作未达到无菌要求、不正规的线体没有抗菌性或带有细菌。因为埋线不单单需要穿过角质层、表皮层、真皮层、皮下脂肪、SMAS 筋膜层、肌层等纵向组织，还需要横向穿过筋膜层、肌层、皮下层等富含毛细血管的组织，有些还要穿过面部危险三角区等神经系统和毛细血管密集的区域，相互感染的风险大，如果以上任意一项存在都会使面部神经发生感染，引发神经炎，造成面瘫。

（王聪敏）

第五章　生活美容护理操作技术

第一节　皮肤性质检测技术

一、概述

随着电子科技的发展，原来的光学仪器结合了电子技术发展成第二代皮肤测试仪。它由光学部件组成镜头，由电子元件完成信号采集/转换甚至临时储存的功能，然后通过显示仪器（专业的彩色监视器、通用的彩色电视机）显示出来。皮肤性质检测技术是应用生物物理学、光学、电子学、信息技术和计算机科学等学科的理论和技术，检测评价皮肤生理学和病理学特征的一门技术。VISIA 皮肤检测仪是对皮肤的病理学特征进行定量分析的仪器，其运用先进的光学成像、RBX 和软件科技，即时测出和分析表皮的斑点、毛孔、皱纹和皮肤纹理，以及由于紫外线照射而产生的卟啉（油脂）、褐斑、红斑等，临床上可用于黄褐斑、痤疮、酒渣鼻和蜘蛛状静脉瘤等疾病的检测，还可用于检测皮肤老化的问题：如皮肤的色素斑、血液循环的分布状况、日光损伤状况、毛孔状况、皱纹状况等，也可用来追踪治疗的进展情况，即使是最小的变化，它也能定量地显示。皮肤诊断技术可将检测的情况和数据库中同年龄、同性别、同种族的人进行比较，确定患者皮肤老化的各个单项在同龄人员中的排序，据此进行皮肤的健康评估。本节重点介绍 VISIA 皮肤检测仪。

二、用物准备

物 品 名 称	数　量	物 品 名 称	数　量
（1）VISIA 仪器	1 台	（4）手消液	1 瓶
（2）面巾纸	1 包	（5）毛巾	1 条
（3）洁面乳	1 支	（6）治疗盘	1 个

操作流程

洗手，戴口罩

⇩

评估患者治疗部位皮肤及电极板放置部位的皮肤情况，做好解释工作

⇩

向患者介绍操作的目的、方法及意义

⇩

清洁面部皮肤，用毛巾包裹头部

⇩

接通电源，打开仪器

⇩

在计算机上填写患者信息

⇩

患者坐好，面对仪器，把头部放于拍摄的托架内

⇩

嘱患者闭上眼睛，开始拍摄，按面部左侧、中部、右侧进行

⇩

拍摄后保存分析图像，并打印分析结果

⇩

向患者交待日常注意事项

⇩

洗手，脱口罩

三、护理要点

1. VISIA 皮肤检测系统是先进的数字化面部皮肤分析系统，可以量化地评估皮肤健康程度，为使用者提供更好的皮肤护理与解决方案。通过面部成像分析，可观测表皮以及皮下 2mm 内影响皮肤健康的各大问题：皱纹纹理、斑点、色素、毛孔、褐斑、紫外斑点等，通过可视化图像直击皮肤治疗区域；然后根据检测结果与同龄肌肤进行对比，运用模拟技术可展示年老或者年轻 5 ~ 7 年的皱纹和色斑变化；还可进行治疗前后对比：提供皮肤治疗前后皮肤状况数据分析对比，量化皮肤改善参数，自动形成治疗发展趋势图，为医护人员提供更加清楚、易理解的报告，以制定更加有效的皮肤治疗方案和提高患者的疗效。

2. 开机时，先打开仪器的小室灯，再打开电脑主机。关机时，先关闭电脑，再关小室灯。否则拍摄时仪器容易出现故障。

3. 获取影像时，每次拍摄前应拉上窗帘遮挡光线，保持室内光线一致，避免因周围光源产生失真现象，导致误差的出现。

4. 按动拍摄键时，获取影像的时间可持续几秒，因此嘱患者在此期间内勿动，保持正确的拍摄姿势。如果拍摄时移动，就会出现影像发虚的现象，无法得出正确的分析数据。

5. 每次拍摄影像时，下巴和前额放置在托架上的位置要一致，影像和上次的位置要尽量重叠，避免误差的发生。

6. 拍摄时避免在额头、面部等发际线的边缘处留有毛发，应将毛发全部包裹在毛巾内，否则仪器分析时会将毛发一同认定，导致结果出现偏差。

7. 每拍摄完一个患者，用酒精棉片擦拭仪器（额头、下巴等接触患者皮肤的地方）。

8. 经常用干净柔软的抹布擦拭小室灯的光源处，避免灰尘影响分析结果。

9. 拍摄时光线较强，嘱患者闭紧眼睛，否则可能会引起短暂的视力障碍、眼花，一般几秒钟后会自行恢复。

10. 根据患者检测部位的不同，可选择不同的镜头，如检测皮肤表层状况，通常使用30或50倍镜头；检测肌肤底层色素沉淀状况，则选用30或50倍的专用镜头；检测角质化细胞、头发的毛鳞片健康状况，选用600倍以上的镜头；检测毛发，采用200倍的镜头；如需要特殊的检测功能，还需配备特殊专用镜头，如使用角质专用镜头可更清晰地观测肌肤表层角质；使用近紫外线镜头可以更清楚地观察褐斑、毛孔的状态。

（姚美华）

第二节　针清技术

一、概述

痤疮俗称"粉刺"，是一种以黑头粉刺、丘疹、脓疱、囊肿和结节为特征的常见皮肤病。青壮年多见，好发于颜面、胸背部，常因治疗和预防不当而形成囊肿、瘢痕，属于严重的损容性皮肤病。临床中常采用暗疮针对已成熟的痤疮进行针清处理，之后敷于中药面膜或冷敷膜，舒缓皮肤，对皮肤起到消炎杀菌作用。该技术操作简便，引起炎症反应轻微，疼痛轻，创面愈合快，患者易接受，疗效明显。

二、用物准备

物 品 名 称	数 量	物 品 名 称	数 量
(1) 治疗盘	1个	(8) 消毒脱脂棉	适量
(2) 75%乙醇或新洁尔灭	1瓶	(9) 一次性无菌手套	1副
(3) 棉签	1包	(10) 离子紫外线喷雾剂	1台
(4) 硫酸庆大霉素注射液	1盒	(11) 爽肤水	1瓶
(5) 红霉素软膏	1支	(12) 消毒毛巾	1条
(6) 暗疮针	1个	(13) 1ml注射器	数支
(7) 手消液	1瓶	(14) 中药面膜/冷敷膜	数支

三、护理要点

1. 针刺前必须清洁面部，先将毛孔扩开，然后清除表面油脂。

2. 美容针须事先加热消毒，针放在100℃沸水中约5分钟，取出后再放入酒精盒中消毒。

3. 患处充分消毒，防止继发感染。挑治方向须顺皮纹，以减少瘢痕的发生。

4. 将脓挤出之后，应立即停止继续挤压，避免炎症扩散。

5. 清理彻底后用新洁尔灭消毒，局部涂抗生素软膏。全脸针清结束后，用新洁尔灭擦拭一遍，必要时用消炎面膜敷脸。如面部红斑比较明显，可冷喷10~15分钟。针清后当天不要洗脸，第二天可洗脸并使用护肤品，短期内不要使用彩妆。

6. 饮食上禁辛辣刺激性食物。外出注意防晒。若出现感染，应加强换药，外涂抗生素软膏，以促进创面的愈合。

7. 禁忌证：①瘢痕体质者；②孕妇、月经期妇女；③晕针、体虚患者慎用；④危险三角区部位；⑤出、凝血时间异常者；⑥对金属过敏者。

操作流程

洗手，戴口罩

↓

评估患者治疗部位皮肤情况，做好解释工作

↓

向患者介绍操作的目的、方法及意义

↓

协助患者取仰卧位，用消毒毛巾包头

↓

清洁面部皮肤

↓

用离子紫外线喷雾机热喷15分钟，喷口距面部20～30cm

↓

用酒精棉签擦拭皮损局部3遍

↓

戴无菌手套，坐于患者头侧，开始治疗

↓

左手示指、中指或拇指绷紧需治疗部位的皮肤，用1ml注射器的针头，斜面向上沿毛孔刺入暗疮后斜面转向侧面，轻轻挑开

↓

右手用消毒好的暗疮针与皮损部皮肤平面呈30°角，从皮损最薄处用暗疮针的针柄沿着毛孔走行的方向轻轻地推，轻轻刺动患处，将内容物推出来

↓

以美容针环套粉刺基底朝针刺方向挤压，排出皮脂栓及脓性分泌物

↓

用无菌棉球轻擦脓液

↓

每使用一次，暗疮针要用爽肤水清洁

↓

用消毒脱脂棉擦干净，硫酸庆大霉素注射液擦创面

↓

外涂红霉素软膏，再将中药面膜或冷敷膜敷于面部

↓

向患者交待注意事项

↓

整理用物

↓

洗手，脱口罩

（王聪敏）

第三节　超分子气泡水氧洁肤技术

一、概述

气泡水氧洁肤仪是利用真空负压技术，将大分子水团打成 $0.2 \sim 5\mu m$ 含氧丰富的超分子气泡水。将超分子气泡水直接打入 $20 \sim 50\mu m$ 的毛孔，在毛孔爆破后，产生负氧离子，有杀菌，剥离毛化角质及污垢，清除毛囊深处垃圾、油脂或黑头，深层补水或直接导入营养精华液的作用。传统的气泡水因分子量过大，仅能实现皮肤表面、蔬菜水果表面的杀菌和清洁的目的。最新研究的超分子气泡水具有负氧离子、皮肤美容、杀菌、净化毛孔及保湿等作用，达到深层皮肤清洁。洁肤是皮肤治疗"前处理"的核心问题，若清洁不彻底常常会影响医生的治疗。负氧离子的作用：气泡爆破产生的"负氧离子"对细胞活性化，敏感体质的改善效果显著。皮肤美容效果：气泡氧颗粒破裂时，氧气进入到水中变成氧气水，给皮肤提供氧气。杀菌效果：可使细菌减少 $10\% \sim 80\%$。净化毛孔及保湿效果：比毛孔小的小分子颗粒对毛孔内的油脂、废弃物等进行清理的同时供给更多的水分。适用范围：①痤疮、脂溢性脱发、毛囊炎、祛除黑头、清螨、清除皮肤过敏原的辅助治疗；②皮肤美白、改善肤色及肤质；③深层清洁皮肤，改善皮肤松弛，收细毛孔，增加皮肤透明度，同时给皮肤补水、补氧；④用于剥脱性皮肤重建术和非剥脱性皮肤重建术的术前、术后护理。

二、用物准备

物 品 名 称	数　量	物 品 名 称	数　量
(1) 气泡水氧洁肤仪	1 台	(6) 消毒毛巾	1 条
(2) 洁面膏	1 支	(7) 手消液	1 瓶
(3) 无菌纱布	数块	(8) 相机	1 部
(4) VISIA 测试仪	1 台	(9) 新洁尔灭	1 瓶
(5) SOFT5.5 测试仪	1 台	(10) 补水修复面膜	1 贴

三、护理要点

1. 操作完毕，观察患者皮肤反应并做好记录。

2. 皮肤短暂的微红现象是由操作时带给皮肤的轻微刺激所致，属正常现象，10 ~ 30 分钟内会恢复正常状态。

操 作 流 程

洗手，戴口罩
⇩
评估患者面部皮肤情况，做好解释工作
⇩
向患者介绍操作的目的、方法及意义
⇩
清洁面部皮肤，留取照片并进行皮肤性质测试（VISIA和SOFT测试仪），存档
⇩
协助患者取仰卧位，用消毒毛巾包头
⇩
连接电源，更换治疗头
⇩
面部清洁时，右手持治疗头，使吸头完全紧贴皮肤进行操作
⇩
左手可跟随治疗头移动，做辅助动作
⇩
先从一侧开始，按着下颌角、颧骨、额头、鼻部依次进行清洁，一般需要15～20分钟
⇩
重点部位如有黑头、脓包，可用暗疮针清理
⇩
用棉签蘸取新洁尔灭消毒皮损部位
⇩
治疗后即刻敷面膜20～30分钟
⇩
向患者交待注意事项
⇩
整理用物
⇩
洗手，脱口罩

3. 真空负压方式的吸头，要完全贴紧皮肤进行操作。若贴敷不紧密，会导致超微气泡水喷出和吸入量不稳定。

4. 使用时不要长时间停留在面部的同一部位，应缓慢地持续移动，避免长时间清洁同一部位造成肌肤损伤。

5. 治疗后涂抹护肤品，外出注意防晒。

6. 对有创面及痂皮部位需避开治疗；对面部"T型区"易出油部位可重复多次；眼睑与眼周肌肤较薄，避免使用。

（姚美华）

第四节　超声波补水技术

一、概述

超声波是一种频率超过16000Hz，且不能引起正常人听觉的机械振动波。其频率高、方向性好、穿透力强、张力大，比一般声波能产生更强大的能量。当其传播到皮肤时，能产生强烈的振动，并产生定向力和热能，可促进细胞新陈代谢，改善血液循环，提高水分及护肤品的弥散作用和组织渗透性，加快细胞活化功能，让皮肤看起来更加水嫩、有光泽、富有弹性，还可减少斑点和皱纹，抗击衰老，从而达到美容治疗的作用。

二、用物准备

物 品 名 称	数　量	物 品 名 称	数　量
（1）超声补水仪	1台	（4）消毒毛巾	1条
（2）洁面膏	1支	（5）手消液	1瓶
（3）酒精棉片	适量	（6）保湿补水产品	1瓶

三、护理要点

1. 操作时手法力度应均匀、适中。手法应从下往上做提拉动作，下滑动作应以安抚带过。

2. 仪器调节功率要适宜，过大易出现皮肤红肿。

3. 选择波形时，连续波要连续发射，强度不变，声波均匀，热效应明显，适用于耐受性较强的皮肤。脉冲波间断发射，每个脉冲持续时间短，热效应较少，适用于眼周皮肤或敏感性皮肤。

4. 治疗头不可长时间空载，离开皮肤时应先按仪器暂停键，否则容易损害治疗头。

5. 操作时治疗头方向不要垂直对着眼睛，以免造成伤害。

6. 告知患者做好日常皮肤防护，外出注意防晒。

操作流程

洗手，戴口罩

↓

评估患者面部皮肤情况，做好解释工作

↓

向患者介绍操作的目的、方法及意义

↓

清洁面部皮肤，留取照片并存档

↓

协助患者取仰卧位，用消毒毛巾包头

↓

连接电源，用酒精棉片将治疗头擦拭消毒

↓

将保湿补水产品涂抹于患者面部皮肤

↓

开机，选择合适波形进行治疗

↓

左手可跟随治疗头移动，做辅助动作

↓

导入时间一般为15分钟

↓

操作完毕，观察皮肤反应，做好记录和拍照

↓

涂抹护肤品

↓

告知患者治疗后的注意事项

↓

整理用物

↓

洗手，脱口罩

（姚美华）

第五节 离子导入技术

一、概述

离子导入仪是根据生物电药导理论、仿生论、热敷医学、磁场学、中医医学及现代微电脑技术，结合多年临床实践研制开发的新一代医疗仪器。直流电离子导入疗法属于电疗法中的一种。它是根据直流电场内同性电荷相斥、异性电荷相吸的原理，利用稳定的低电压、小电流的直流电，将所需导入的药物离子放到极性与该离子电性相同的电极下，在直流电的作用下将药物、护肤品的营养成分离子透过完整的皮肤和黏膜导入体内，使营养成分与深层肌肤内的细胞结合，从而加速深层肌肤的更新周期，令肌肤中的胶原纤维恢复弹性，改善皱纹，收紧肌肤，从而起到治疗作用。

二、用物准备

物 品 名 称	数　量	物 品 名 称	数　量
（1）治疗盘	1个	（8）手消液	1瓶
（2）75%乙醇	1瓶	（9）0.1%新洁尔灭	1瓶
（3）棉签	1包	（10）导入药物或护肤品	适量
（4）面巾纸	1包	（11）蒸馏水	适量
（5）洁面乳	1支	（12）照相机	1部
（6）纱布	适量	（13）毛巾	1条
（7）离子导入仪	1台	（14）药垫	1个

三、护理要点

1. 药物导入治疗时，应注意所用药物的适用范围，以免引起不良反应。

2. 注意患者身上的金属物品，治疗时应取下，防止铅板及电线夹子触及皮肤或互相接触。

3. 治疗过程中患者不可移动体位，不可触摸机器。需调换电极极性或电流分流档时，必须先将电流输出调至零位，再行调节。电流强度不宜太大，以免灼伤皮肤，电疗后治疗部位涂抹修护保湿剂保护皮肤。

4. 治疗过程中，注意观察患者治疗部位的皮肤反应，发现问题及时处理。若局部出现皮肤潮红、干燥、瘙痒、灼伤等症状，停止治疗，给予对症处理。

操作流程

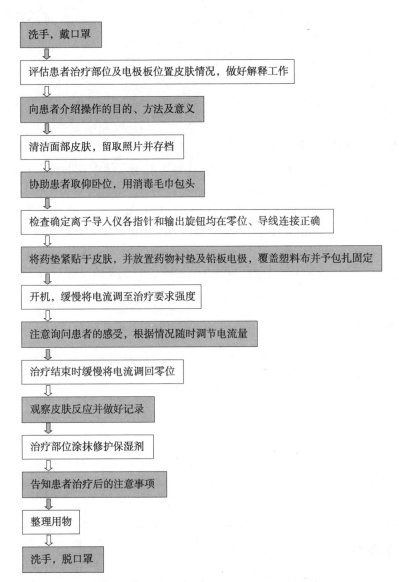

洗手，戴口罩

↓

评估患者治疗部位及电极板位置皮肤情况，做好解释工作

↓

向患者介绍操作的目的、方法及意义

↓

清洁面部皮肤，留取照片并存档

↓

协助患者取仰卧位，用消毒毛巾包头

↓

检查确定离子导入仪各指针和输出旋钮均在零位、导线连接正确

↓

将药垫紧贴于皮肤，并放置药物衬垫及铅板电极，覆盖塑料布并予包扎固定

↓

开机，缓慢将电流调至治疗要求强度

↓

注意询问患者的感受，根据情况随时调节电流量

↓

治疗结束时缓慢将电流调回零位

↓

观察皮肤反应并做好记录

↓

治疗部位涂抹修护保湿剂

↓

告知患者治疗后的注意事项

↓

整理用物

↓

洗手，脱口罩

5. 治疗结束时应先调节电流至零位，关闭电源，才能从患者身上取下电极和衬垫。

6. 告知患者做好日常防晒。

7. 禁忌证：①对导入药物成分过敏者；②治疗部位皮肤破损或存在感染病灶者；③妊娠及哺乳期妇女；④对直流电过敏者；⑤肢体神经损伤导致感觉不灵

敏或感觉缺失者；⑥恶性肿瘤患者；⑦恶性血液系统疾病患者；⑧重要脏器病变患者。

（王聪敏）

第六节　水光针治疗技术

一、概述

水光注射也称"水光 vela"注射。所谓的"水光 vela"是指把原本体内就有的透明质酸经由注射方式补充进皮肤的过程，注射时使用特殊设计的注射器，不像一般镭射手术，而是刺激细胞最内层的手术。"水光 vela"另一种讲法就是"水分注射"，其概念就是把水分补充进皮肤。vela 就是我们说的"微整形"中的一种，正确来说，透明质酸是 vela 的种类之一，是肌肤保湿滋润的来源。随着年龄的增长，皮肤内的透明质酸也会减少，依据人体内透明质酸减少的程度，皮肤出现不同程度的老化。注射透明质酸进入皮肤的真皮层内可补充人体不足的透明质酸。

二、用物准备

物 品 名 称	数　量	物 品 名 称	数　量
（1）水光仪	1 台	（8）手消液	1 瓶
（2）透明质酸钠	1 支	（9）洁面乳	1 支
（3）麻药	适量	（10）冰块	适量
（4）连接管	1 个	（11）压力球	1 个
（5）棉签	1 包	（12）相机	1 部
（6）新洁尔灭	1 瓶	（13）密封膜	1 卷
（7）无菌纱布	数块		

三、护理要点

1. 面部涂抹麻药后要用保鲜膜覆盖，使麻醉起效更加充分。

2. 注射用透明质酸钠需按说明保存，同一针头只可本人注射使用，未用完的针剂不可回收给其他患者使用。

3. 注射中一定要多询问患者有无不适情况，以免患者紧张而影响操作。

4. 水光注射后注射部位约 1% 的皮肤出现红斑或者浮肿，注意不要用力摩擦注射部位，当晚可用水轻洗面部，淤青部分几天后会消退，可稍加化妆，注射后

3 天即可正常化妆。注射后洗脸时用手稍稍拍打面部，去除水分即可。注射后嘱患者多饮水，每天不低于 2L 水的摄入量。

操 作 流 程

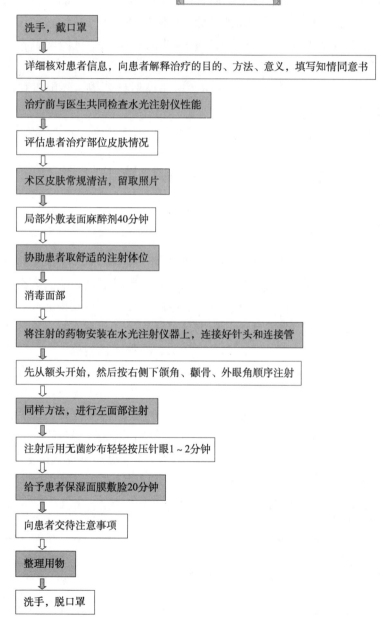

洗手，戴口罩

详细核对患者信息，向患者解释治疗的目的、方法、意义，填写知情同意书

治疗前与医生共同检查水光注射仪性能

评估患者治疗部位皮肤情况

术区皮肤常规清洁，留取照片

局部外敷表面麻醉剂40分钟

协助患者取舒适的注射体位

消毒面部

将注射的药物安装在水光注射仪器上，连接好针头和连接管

先从额头开始，然后按右侧下颌角、颧骨、外眼角顺序注射

同样方法，进行左面部注射

注射后用无菌纱布轻轻按压针眼1~2分钟

给予患者保湿面膜敷脸20分钟

向患者交待注意事项

整理用物

洗手，脱口罩

5. 水光注射仪使用完毕后用专用软布清洁，勿碰水，放置于专用箱内保存，盖好防尘罩，并做好使用登记。

6. 注射一周内禁酒、禁烟，尽量避开强烈的紫外线，桑拿、汗蒸、运动等产热的运动最好回避。若是糖尿病患者，最好在注射3周内避免上述运动。

7. 适应证：①皱纹、粗大毛孔、皮肤松弛下垂；②雀斑、日光斑、老年斑、黄褐斑、色素沉着等色素性疾病；③毛细血管扩张症、皮肤潮红、酒糟鼻、红斑性痤疮等血管性疾病；④皮肤黯沉、光洁度低、皮脂分泌多、青春痘。

8. 禁忌证：①传染性皮肤病、皮肤破损或发炎者；②皮肤过敏的患者；③月经期妇女。

9. 注射过程中皮肤出现发红、水肿症状，给予注射后冰敷，一般可在注射后2天内症状自行消除。

（姚美华）

第七节 腋臭的微创治疗技术

一、概述

腋臭俗称"狐臭"，是由腋窝大汗腺产生的分泌物，排出体外后经细菌分解，产生一种不饱和酸而释放出异常气味，对患者心理造成不良影响。人类的汗腺有大汗腺和小汗腺之分。大汗腺分布在腋窝、会阴、足部、腹股沟部和乳晕等部位，在腋窝部位与毛囊联系紧密。大汗腺的分泌活动受肾上腺素能交感神经纤维支配；小汗腺分布于全身皮肤，分泌无色、透明、略带咸味的液体，主要受交感神经的乙酰胆碱能纤维支配；也受部分肾上腺素能交感神经纤维支配，温热状态下分泌增加，起到调节体温的功能。微针治疗腋臭的优点：①皮下电极可以精准定位，射频（RF）能量只作用于靶组织；②皮下电极的钝头设计，不会损伤到神经及血管；③外部电极自带温度控检测，能够精确控制表皮温度不超出设置温度，确保表皮无烫伤；④双重阻抗温度检测实时反馈，更加确保效果和安全；⑤皮下电极防碳化设计，确保靶组织无碳化。

二、用物准备

物品名称	数量	物品名称	数量
（1）利多卡因注射液	1盒	（4）照相机	1部
（2）微针治疗仪	1台	（5）凡士林纱布	数块
（3）手消液	1瓶	（6）烧伤膏	1盒

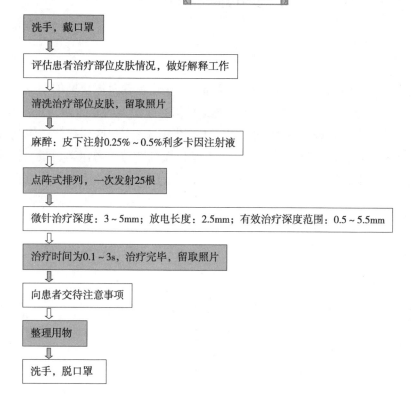

操作流程

洗手，戴口罩

↓

评估患者治疗部位皮肤情况，做好解释工作

↓

清洗治疗部位皮肤，留取照片

↓

麻醉：皮下注射0.25%～0.5%利多卡因注射液

↓

点阵式排列，一次发射25根

↓

微针治疗深度：3～5mm；放电长度：2.5mm；有效治疗深度范围：0.5～5.5mm

↓

治疗时间为0.1～3s，治疗完毕，留取照片

↓

向患者交待注意事项

↓

整理用物

↓

洗手，脱口罩

三、护理要点

1. 治疗结束后，治疗部位使用消毒的凡士林纱布遮盖或涂抹烧伤膏。

2. 微针治疗后1～2小时内会有发热的现象，为减少表皮热损伤，可进行冰敷10～20分钟。

3. 治疗后24小时内，治疗部位不要沾水。治疗后一周内，建议局部每天使用氧化锌软膏3次，促进局部创面的愈合。每天换药，可口服抗生素预防感染。

4. 治疗后出现手臂麻痹/感觉迟钝、短暂刺痛、点状结痂、红肿、胀痛、感染等情况，给予对症处理。

5. 加强心理疏导，多关心患者，嘱患者保持心情愉悦。

（国晶）

<h1 style="text-align:center">第八节　脱发的微创治疗技术</h1>

一、概述

脱发是指头发脱落的现象。正常的脱发都是处于退行期及休止期的毛发，由于进入退行期与新进入生长期的毛发处于动态平衡，故能维持正常数量的头发。病理性脱发是指头发异常或过度的脱落，其原因很多。运用中胚层疗法，水光针将生物活性液注入皮肤真皮层，通过对头皮毛囊机械刺激与生物化学刺激，针对性地对男性脱发、女性脱发区分治疗，使皮内组织或皮下组织及毛母细胞进行针对性的刺激达到治疗效果。应用水光针治疗脱发的作用：①增强头发的韧性和弹性；②使受损发质恢复健康光彩，效果持久；③修护头发内部组织，补充头发营养；④滋润头发，增加头发韧度。

二、用物准备

物品名称	数量	物品名称	数量
（1）药用洗发露	1瓶	（5）碘伏	1瓶
（2）头皮打孔仪	1台	（6）手消液	1瓶
（3）表面麻醉剂	适量	（7）毛发生长液	1瓶
（4）照相机	1部		

三、护理要点

1. 治疗当天多饮水，不要淋浴或用洗发露洗头。

2. 治疗后不要染发、烫发、打蜡、喷发胶等刺激头皮。

3. 调节头皮正常酸度，恢复头皮防御功能，是改善头皮皮肤的关键。洗头时用弱酸性或药用洗发露洗头。

4. 饮食护理：多食富含蛋白质食物、水果、蔬菜，忌烟、酒、咖啡。

5. 避免头皮暴露在光线下。保持心情愉悦，减少压力。

6. 治疗疗程：1次/周，10次为一疗程。患者显效性表现：第1次治疗后，油脂明显减少，头皮不再干燥；第3~5次治疗后，开始新生细软头发，头发变得稳固；每次治疗后，头发逐渐变得硬、粗、稳固，单毛囊毛发数增多。

7. 适应证：①雄激素性秃发；②女性脱发；③精神性脱发；④内分泌失调性脱发；⑤产后脱发；⑥神经性脱发；⑦季节性脱发；⑧烫染脱发。

操作流程

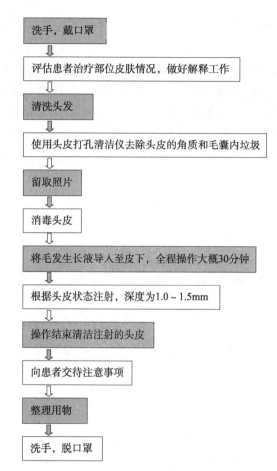

洗手，戴口罩

↓

评估患者治疗部位皮肤情况，做好解释工作

↓

清洗头发

↓

使用头皮打孔清洁仪去除头皮的角质和毛囊内垃圾

↓

留取照片

↓

消毒头皮

↓

将毛发生长液导入至皮下，全程操作大概30分钟

↓

根据头皮状态注射，深度为1.0~1.5mm

↓

操作结束清洁注射的头皮

↓

向患者交待注意事项

↓

整理用物

↓

洗手，脱口罩

8. 禁忌证：①胰岛素依赖型糖尿病患者；②脑卒中，患有遗传性或获得性凝血障碍者或正在使用抗凝血药物者；③近期诊断出癌症的患者；④艾滋病患者；⑤免疫功能障碍，器官移植的患者；⑥因心脏病服用复合药品的患者；⑦心律不齐的患者；⑧孕妇、哺乳期妇女；⑨瘢痕体质者；⑩有严重的神经、精神、内分泌疾病者；⑪治疗前 2 周内曾局部应用过其他治疗措施的患者。

9. 若治疗后出现红斑、水肿、局部感染、瘢痕、色素沉着或色素脱失、轻度疼痛等症状，给予对症处理。

（国晶）

第九节　文饰美容技术

一、概述

文饰美容技术是运用文饰器械将色料刺入皮肤组织内，使其着色，达到美化容貌的一种医疗美容技术。目前应用较多的是文眉、文眼线、文唇，其根本目的是在原有形态的基础上，利用文饰手段修饰美化、掩饰瑕疵，呈现出更具美感的眉、眼、唇形态，增强人体整体之美。文饰美容项目能修饰美化患者面部五官的不足，从而受到广大爱美人士的青睐，但在技术性质上，它是创伤性皮肤、黏膜着色技术，涉及到医学范畴，一旦实施就长久留存。它不同于一般的化妆术，化妆品对人体容貌进行表面修饰是临时性的，可随意修改和消除。

二、用物准备

物品名称	数量	物品名称	数量
(1) 治疗盘	1个	(13) 眉笔	1支
(2) 洁面乳	1瓶	(14) 修眉刀片	1个
(3) 面巾纸	1包	(15) 5%复方利多卡因乳膏	1支
(4) 毛巾	1条	(16) 封包膜	适量
(5) 棉片	适量	(17) 盐酸利多卡因注射液	1盒
(6) 75%乙醇	1瓶	(18) 红霉素眼膏	1支
(7) 0.1%新洁尔灭	1瓶	(19) 0.9%氯化钠注射液	1袋
(8) 文眉机	1台	(20) 锐器盒	1个
(9) 秀眉笔	1支	(21) 医疗垃圾桶	1个
(10) 一次性绣眉刀片	1个	(22) 照相机	1部
(11) 色料杯	1个	(23) 棉签	1包
(12) 色料	适量	(24) 手消液	1瓶

三、护理要点

1. 文眉、眼、唇的设计。

①眉型的设计。眉型要与脸型相适宜。设计时应达到自然、协调、比例适度。

②眼线的设计。小眼睛最好只文上眼线，上下眼线全文会显得眼睛更小，上下眼线应外延；圆眼睛的眼线应文得细长，使眼睛显得长些；窄长的眼睛应文得

短粗一些，扬长避短，掩饰不足。若眼睛凸出者上眼线的线条要细且要做出流畅的感觉，下眼线的颜色要淡些；眼睛一双一单，要注意加粗单眼皮的上眼线，其他部位均可按眼线标准位置文，注意两侧眼线要对应。

③唇型的设计。在唇型的设计中，无论是纠正厚唇、薄唇或一般的唇型，都应在原唇基础上进行。紧贴于唇红线，向内或向外稍做调整即可，切忌过分夸张，否则形成二重唇，影响美观。

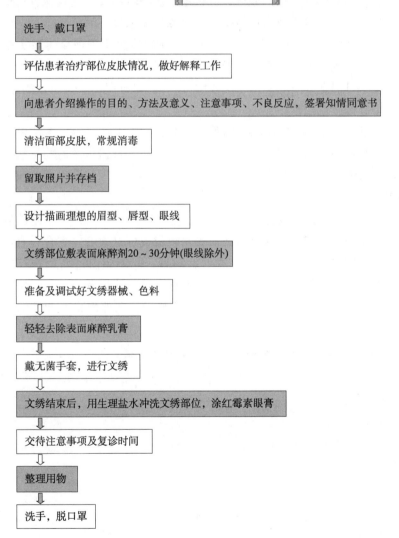

操作流程

洗手、戴口罩

↓

评估患者治疗部位皮肤情况，做好解释工作

↓

向患者介绍操作的目的、方法及意义、注意事项、不良反应，签署知情同意书

↓

清洁面部皮肤，常规消毒

↓

留取照片并存档

↓

设计描画理想的眉型、唇型、眼线

↓

文绣部位敷表面麻醉剂20~30分钟(眼线除外)

↓

准备及调试好文绣器械、色料

↓

轻轻去除表面麻醉乳膏

↓

戴无菌手套，进行文绣

↓

文绣结束后，用生理盐水冲洗文绣部位，涂红霉素眼膏

↓

交待注意事项及复诊时间

↓

整理用物

↓

洗手，脱口罩

2. 操作过程中要掌握好刺入的深浅、颜色的浓淡，同时要注意浓淡过渡的自然衔接。若是颜色浓淡界线太明显，会失真。文刺时手法切忌过深、过密，文

得太深会引起点状出血，影响着色，甚至变色。刺入过浅则不易着色。所以文刺时用力要均匀一致，深浅适当，浓淡相宜。

3. 色料的选择。术前要综合考虑受术者头发的颜色、肤色、年龄、气质、工作环境等。选择合适的色料，需要经验的累积。①如文眉时肤色偏白，不太适合用深色，可以用浅咖啡色；如果肤色偏黑，应该用深些的颜色，可选黑咖啡色，或黑咖啡加一点黑色，但不能选择黑色。年轻人皮肤有光泽，头发光亮，眉色可略浓些。老年人皮肤松弛，头发花白缺少光泽，眉色宜浅淡。②文眼线的色料一般选择黑色。③文唇的色料一般选择红色系，皮肤较白及唇色较淡者可选桃红、玫红等浅色系。皮肤较黑及唇色较暗者可选深红、朱红等深色系。

4. 术前对受术者的耐心讲解是非常必要的，在沟通过程中使受术者更加了解自身状况和操作过程、术后注意事项及不良反应等。

5. 文饰美容技术应遵循宁浅勿深、宁短勿长、宁窄勿宽、宁轻勿重的原则。操作时要注意留有修改的余地。

6. 操作中一人一针，严格遵循无菌操作原则。文饰部位皮肤用新洁尔灭溶液棉片、棉球消毒；新洁尔灭溶液浸泡刀、剪、镊子、文身器械及需要接触皮肤创面的工具等；75%乙醇可浸泡文刺针、针帽、色料杯等，因其取出后可快速干燥，利于使用。

7. 禁忌证：①妊娠期、哺乳期妇女；②瘢痕体质者；③糖尿病、慢性肝肾功能不全、有出血倾向疾病者；④过敏体质或对色料成分过敏者；⑤合并有心血管、脑血管、肝肾和造血系统等严重原发性疾病者；⑥期望值过高及精神病患者；⑦有传染性疾病者；⑧文绣部位皮肤破损或存在感染病灶者。

8. 操作中如出现过敏反应、眼部损伤、眼睑肿胀，立即停止操作，给予对症治疗。

9. 操作后若出现局部感染、瘢痕，立即给予对症治疗。

（姚美华）

第六章　其他美容护理操作技术

第一节　微针治疗技术

一、概述

微针疗法（microneedle therapy system，MTS）又称微针美容疗法，是利用天然方法刺激骨胶原增生，而不会破坏皮肤表皮层，从而唤醒肌肤的再生功能。微针治疗技术利用定位针上许多微小针头滚动刺激皮肤，在很短时间内微针使皮肤做出超过200000个微细管道，定位、定层、定量地将多种营养及活性成分直接导入到皮下组织迅速被肌肤组织吸收，配以祛皱、美白、修复、祛疤痕等特效产品，从而达到淡化皱纹、治疗瘢痕及妊娠纹、美白肌肤、淡化色斑、改善眼部皱纹和黑眼圈、收紧及提升面部皮肤组织等效果，其效果可媲美激光及填充式整形手术。鉴于微针可对表皮、真皮甚至皮下组织造成损伤，皮肤组织在修复过程中，可调动各种修复因素，使胶原的新生增多、胶原重组重排、胶原活力增强及弹性恢复等，可紧致皮肤。微针疗法有助于淡化皱纹及色斑，改善皮肤质感、色素沉着、痤疮印迹、光老化皮肤等，调匀肤色、增加皮肤弹性以及皮肤的日常保养护理。

二、用物准备

物 品 名 称	数 量	物 品 名 称	数 量
（1）洁面乳	1瓶	（9）密封膜	1卷
（2）面巾纸	1包	（10）碘伏	1瓶
（3）照相机	1部	（11）75%乙醇	1瓶
（4）治疗车	1台	（12）棉签	数包
（5）手消液	1瓶	（13）无菌纱布	数块
（6）治疗盘	1个	（14）冰袋	数个
（7）无菌手套	1副	（15）导入药物	按需
（8）表面麻醉剂	按需	（16）微针治疗仪	1个

操作流程

洗手，戴口罩

⇩

评估患者治疗部位的皮肤情况

⇩

收集患者的一般资料、现病史、既往史、药物过敏史及有无治疗禁忌证等

⇩

耐心向患者讲解微针治疗的方法、过程、预期效果及不良反应等

⇩

与患者充分沟通后，签署微针治疗知情同意书

⇩

清洁治疗部位的皮肤，拍照存档

⇩

如对疼痛特别敏感，治疗部位可外涂表面麻醉剂，外敷密封膜，一般1~2小时后即可开始治疗（一般不建议使用）

⇩

用物准备

⇩

协助患者取舒适体位，充分暴露治疗部位皮肤

⇩

常规消毒治疗部位皮肤

⇩

戴无菌手套

⇩

取相应的药物涂抹于皮肤表面，操作者手持微针，沿一定顺序均匀滚动，力度要适中，边滚动边涂抹药物

⇩

治疗中密切观察患者反应

⇩

治疗结束后用无菌纱布包裹冰袋给予冰敷

⇩

密切观察患者治疗后反应，如有不适及时给予处理

⇩

整理用物

⇩

洗手，脱口罩

三、护理要点

1. 治疗前询问患者药物、护肤品过敏史以及对金属类物品是否有过敏史。必要时进行皮肤过敏试验。

2. 严格遵守无菌操作原则，防止感染及其他并发症的发生。治疗前将微针和针头都放到 100ml 酒精里浸泡消毒 20 分钟。将消毒好的微针和针头浸泡入生理盐水中。

3. 导入药物的选择。需根据皮肤状态和治疗的需求正确选择药物。用针管抽出溶媒倒入冻干粉中，配制冻干粉溶液。

4. 操作部位涂抹冻干粉溶液，然后用微针滚轮滚动，分区进行，一般可以分成脸颊、下巴、额头、人中、鼻部。操作手法要轻柔，切忌用力过大，以免给皮肤造成损伤。滚动微针棒时使用手腕带动，动作轻快，切忌用力下压。注意滚动时用力方向要与微针轴一致。面部皮肤需要较深治疗时，绷紧皮肤，提高滚动的速度及力度。滚动结束时将微针棒的头部抬高后离开面部，防止划伤皮肤。

5. 微针的选择根据治疗的需要和患者的皮肤状况决定。直径 0.25～0.5mm 的微针，适用于日常皮肤护理；直径 1.0～2.5mm 的微针，适用于治疗皱纹。因男女皮肤厚薄不同，对疼痛的耐受性也不同，女性可以适当选择小号的微针；男性皮肤相对较厚，可选用大号的微针。

6. 眼周涂药时，一定要注意保护眼睛，避免引起眼睛的损伤。

7. 嘱患者 24 小时内禁止面部皮肤沾水，1 周内避免剧烈运动、游泳、桑拿等。嘱患者 48 小时后可化妆，外出要注意防晒。

8. 禁忌证：①对导入药物成分或金属过敏者；②治疗部位皮肤破损或存在感染病灶者；③妊娠期及哺乳期妇女；④瘢痕体质者。

9. 密切观察患者治疗后反应，一旦出现不良反应，及时给予处理。

（安俞熙 姚美华）

第二节 聚焦超声减脂技术

一、概述

聚焦超声减脂技术是利用体外超声塑形波源发出特定能量的 200 万 Hz 多束聚焦超声波，以分散的形式无创地透过表皮和真皮，聚焦于皮下 10～20mm 脂肪层，使其透过皮肤聚焦于皮下脂肪层。焦点处能量发挥机械效应和空化效应，使脂肪组织内的微气泡剧烈膨胀直至破裂，从而彻底破坏脂肪层细胞结构，在聚焦靶目标部位破坏靶组织的脂肪细胞膜。破坏的脂肪细胞膜碎片和释放的游离脂质物参与自体新陈代谢的过程，使之破碎、崩解，被破坏的脂肪组织被巨噬细胞和周围血管淋巴代谢掉，达到了减少脂肪细胞数量，从而减脂塑形的效果。体外超声减肥方法与传统吸脂减肥方法有所不同，它是利用超声探头在身体表面来回滑动过程中实现减肥，其特点是无须麻醉、无痛苦、不产生瘢痕及不伤及皮肤，治疗过程安全、舒适。超声减脂适用部位：腰腹、大腿、上臂、臀部、腋后线。适宜人群：局部脂肪堆积者、产后妇女等。

二、用物准备

物 品 名 称	数 量	物 品 名 称	数 量
（1）洁面乳	1 瓶	（7）一次性手套	1 盒
（2）面巾纸	1 包	（8）耦合剂	1 瓶
（3）照相机	1 部	（9）润滑剂	1 支
（4）治疗车	1 台	（10）测量工具	1 个
（5）手消液	1 瓶	（11）棉签	1 包
（6）治疗盘	1 个	（12）超声减脂治疗仪	1 台

三、护理要点

1. 聚焦超声波可透皮传导能量，不会对表皮产生创伤，所以治疗前要与患者进行充分的沟通，以取得患者的配合。

2. 治疗时手持治疗头保证匀速移动，对于某个部位的治疗不能停留于一个点上。

3. 治疗头要与皮肤保持垂直，在治疗有棱角或弧度较大的部位时，治疗头应随着角度的改变而随时转变治疗头，始终保持与皮肤垂直。

4. 根据脂肪分布的具体情况确定治疗方案，一般 4~6 次为一疗程。脂肪堆积严重者需要增加至 6 次或 8 次，分两个疗程进行治疗。仅维持体态要求的患者（脂肪厚度 1.0~1.5cm），一个月行两次治疗。对治疗感觉敏感的患者，需要降低治疗档位，同时增加治疗次数。不同部位可同时进行治疗，疗程之间间隔 28 天。顺产产后 45 天即可开始治疗；剖宫产需伤口愈合无牵拉痛，一般在产后 3 个月开始治疗。

5. 每周擦拭仪器外壳，不要把液体渗入系统内；每次治疗结束后，用湿润的毛巾或纸巾把波源上的凝胶清理干净；每天治疗结束后，关闭进液管，取下塑形波源，打开耦合器，排掉废液，用清水清洗耦合器，然后用没有纸屑或毛屑的毛巾将耦合器和波源内部擦干。

操 作 流 程

洗手，戴口罩
⇩
评估患者治疗部位的皮肤情况
⇩
收集患者的一般资料、现病史、既往史、药物过敏史及有无治疗禁忌证等
⇩
耐心向患者讲解超声减脂治疗的方法、过程、预期效果及不良反应等
⇩
充分沟通后，签署超声减脂治疗知情同意书
⇩
调节室内温度，保持在22～25℃
⇩
接通电源，预热仪器
⇩
清洁治疗部位的皮肤
⇩
留取照片并存档
⇩
测量脂肪厚度
⇩
协助患者取舒适体位，充分暴露治疗部位
⇩
根据患者实际脂肪堆积情况划定治疗范围
⇩
操作者戴手套
⇩
治疗部位均匀涂抹耦合剂
⇩
设置参数，开始治疗
⇩
治疗中注意观察患者的反应
⇩
治疗完毕，清洗掉耦合剂
⇩
密切观察患者治疗后反应
⇩
再次测量脂肪厚度
⇩
向患者交待注意事项及复诊时间
⇩
整理用物
⇩
洗手，脱口罩

6. 禁忌证：①有精神疾病或神经功能障碍者；②安装心脏起搏器者；③严重的传染性疾病患者；④严重代谢、免疫系统或其他严重疾病未得到有效控制者；⑤妊娠期妇女。

7. 超声减脂并发症较少见，但还应提醒患者，如有不适及时就诊，以便及时处理。

（王聪敏）

第三节　微雕射频溶脂技术

一、概述

射频也称 RF 射频，即射频电流。它是一种高频交流变化电磁波的简称，类似于微波的电磁波。射频溶脂是利用射频技术作用于人体脂肪细胞，使脂肪细胞中的水分子以每秒 1 万次以上的频率旋振，达到一定温度，产生物理热效应，最终溶解脂肪。微雕射频溶脂技术是传统射频溶脂革命性的新技术，具有超强的"靶向性"，针对瘦身塑形部位皮下电极精确定位，射频能量只作用于"靶组织"，范围精确至 0.1mm。它通过在皮下内部电极产生射频电流流向相应皮肤上方的外部电极，并加热之间的脂肪组织、软组织及皮肤，在溶解并减少脂肪的同时达到皮肤紧致提升的目的。临床上用于面部雕塑：面部皮肤松弛，局部脂肪堆积，各种皱纹（抬头纹、法令纹、鱼尾纹、唇周纹）；颈部雕塑：双下巴、颈纹；身体雕塑：腹部、背部、小腿、大腿、臀部等部位的脂肪堆积、橘皮组织。

二、用物准备

物　品　名　称	数　　量	物　品　名　称	数　　量
（1）照相机	1 部	（7）局部麻醉剂	按需
（2）无菌器械包	1 个	（8）一次性注射器	数支
（3）无菌敷料包	1 个	（9）凝胶	1 瓶
（4）无菌手术衣	数件	（10）冰袋	数块
（5）无菌手套	数副	（11）射频微雕治疗仪	1 台
（6）0.9% 氯化钠注射液	按需	（12）输液器	1 个

三、护理要点

1. 面部治疗后通常无须封闭切口，需冷敷，治疗后会出现局部红斑，一般持续 2 天，水肿会持续 1~3 周。颈部塑形每日穿塑身服，连续 3~5 天（可外加海绵）；身体塑形穿塑身服 7 天，遵医嘱也需穿 14~21 天。

操作流程

收集患者的一般资料、现病史、既往史、药物过敏史、手术外伤史及有无治疗禁忌证等

⇩

耐心向患者讲解射频微雕的过程、预期效果及不良反应等

⇩

与患者充分沟通后，签署射频微雕治疗知情同意书

⇩

术区皮肤常规清洁，留取照片并存档

⇩

手术前巡回护士检查手术间各种药品、物品是否齐全，治疗仪、手术灯、吸引器、供氧系统是否良好

⇩

巡回护士调节手术室温度、手术野光线

⇩

巡回护士与器械护士共同准备手术所需的器械与物品

⇩

再次核对患者信息

⇩

根据手术部位的不同，摆放合适的体位

⇩

协助医生标记治疗部位

⇩

巡回护士为手术人员提供无菌物品，协助医生、器械护士穿无菌手术衣

⇩

建立外周静脉通道

⇩

铺无菌器械台

⇩

皮肤常规消毒后，开始治疗

⇩

根据医生实际操作需求，随时调节能量的大小

⇩

随时提供术中所需物品，术中注意观察患者的生命体征，记录引流液的性质、颜色及量

⇩

手术结束后给予冰敷

⇩

整理用物

2. 治疗中一定要注意温度，以免损伤患者皮肤。

3. 机器使用完毕后用专用软布清洁，保持干燥，放置于储藏室保存，盖好防尘罩，并做好使用登记。

4. 塑型手柄清洗干净，待干后放置于专用包内。

5. 术后 1 周内禁酒、禁烟，尽量避开强烈的紫外线，按时复查。

6. 禁忌证：①体内有金属支架或钢板者；②不切实际、期望值过高者；③生理疾病者：如心脏病等；④局部皮肤感染者；⑤局部静脉曲张、静脉炎患者；⑥妊娠期妇女。

7. 射频微雕技术操作简单、温度可控、定点准确。通过射频能量融化脂肪的同时，对皮肤进行深层加热，刺激胶原蛋白及弹性纤维的增生重组，从而使肌肤高度收紧，在去除脂肪的同时软组织达到40% ~ 60%的收缩效果。操作的整个过程对皮肤有轻微刺激，治疗后给予冰敷可缓解。

（刘畅）

第七章 皮肤美容护理操作常见并发症及处理

第一节 疼 痛

【概述】

疼痛是机体受到损伤时发生的一种不愉快的感觉和情绪体验，是一组复杂的病理、生理改变的临床表现。疼痛是激光治疗最常见的并发症，是机体受到物理、化学损伤或炎症刺激后产生的急性疼痛的痛觉信号，并通过神经传导及大脑的分析而感知，疼痛的感知与组织损伤有关。临床上二氧化碳激光、超声刀、调Q激光等治疗前后都易出现疼痛。为了减轻和预防疼痛的出现，需要做好充分的术前准备及术后的护理工作，提高临床工作质量，从而也提高患者满意度。

【预防及处理方法】

（1）术前宣教，与患者做好充分的沟通，让患者有一个认识和心理预期。

（2）术前评估患者治疗部位的皮肤状况，预设治疗参数范围。

（3）治疗前使用复方利多卡因乳膏，表面封包麻醉治疗部位40~60分钟。

（4）治疗时局部试做，观察皮肤反应，若红肿、疼痛明显，及时调节治疗参数。

（5）可给予患者压力球减压，提高疼痛的耐受力。

（6）术后注意皮肤的冷却，进行冷喷或者冰敷（温度以4℃为宜，防冻伤）。

（7）外用烧伤药膏，清热缓解疼痛。

（8）也可局部外用糖皮质激素软膏或他克莫司软膏每次1~2次，缓解疼痛。

（9）激光术后进行皮肤保湿护理，同时注意防晒，预防色素沉着。

（10）用浸有2%利多卡因的纱布外敷术区可有效缓解术后的即刻疼痛。

（11）对于疼痛不耐受的患者可配合口服止疼药来缓解疼痛。

【注意事项】

（1）术前询问患者麻药过敏史，表面麻醉时防止误入眼睛，一旦误入应立即擦除并用生理盐水清洗。

（2）首次进行激光治疗的患者能量参数不宜设置过高，可从低能量开始，使皮肤有一个适应过程。

（3）术后注意休息，采取合适体位，减轻术区充血与水肿，降低术区张力，减轻疼痛。

（4）对于患有毛细血管扩张和红斑的患者，不提倡使用局部麻醉剂，因为它能引起局部血管收缩，影响治疗效果。

（5）激光术后皮肤受到不同程度的损伤，故应促进皮肤的再生和修复，在治疗3个月至半年内的时间里运用适宜的医学护肤品进行有效的皮肤护理（保湿、润肤、抗炎、修复、防晒）是非常必要的。

（申琳　李珊）

第二节　红　斑

【概述】

红斑是真乳头层毛细血管网局限性或全身性扩张而产生的局部或全身的红色斑疹。常见于激光术后，是激光治疗最常见的并发症之一。红斑的程度与剥脱的深度及激光重复照射的次数有关，患者皮肤有痤疮或皮炎时可能会因为潜在的红斑加重。大多数红斑为一过性，冷敷后症状可缓解；当激光汽化比较深的创面时会出现持续性的红斑，红斑可持续数周，一般无须做特殊处理，如果红斑持续时间过长或变硬，提示可能早期瘢痕形成，应对症处理。临床上可见于所有的激光治疗术后，以二氧化碳激光术后、光子、调Q、皮秒、铒激光、果酸等的治疗最为常见。

【预防及处理方法】

（1）术前与患者做好充分的解释、沟通，让患者有一个认识和心理预期。

（2）术前评估患者治疗部位的皮肤，有无红肿、硬结、破溃。

（3）局部低能量试做，观察治疗部位，根据皮肤的反应调节合适的参数。

（4）若治疗过程中出现明显的红肿、灼伤，应及时调节治疗能量。

（5）激光术后根据皮肤的即刻表现进行冷敷，一般为15～30分钟。

（6）红斑明显时可用红光治疗仪照射，加强血液循环，促进细胞代谢，加快红斑的消退。

（7）应避免各种刺激，可外用左旋维生素C来加快红斑的消退，亦可用脉冲染料激光或强脉冲光加以治疗促使其消退。

（8）外用表皮生长因子可促进快速修复，不可按压、摩擦患处，以保持受损皮肤的完整性。

（9）激光术后皮肤受到不同程度的损伤，细菌、真菌、病毒的感染会使红斑的时间延长，术区若出现颜色过深的红斑、硬痂、黄色或绿色分泌物，外用抗感染药物对症处理（3%硼酸溶液湿敷）。

【注意事项】

（1）瘢痕形成常出现在红斑之后，如果出现局限性的红斑和皮肤增厚，应警惕瘢痕的形成，一旦怀疑出现增生性的瘢痕，应涂抹类固醇药膏或硅凝胶。

（2）术后红斑期避免过冷、过热刺激，如高温桑拿、瑜伽等高温环境，注意皮肤保湿和防晒。

（3）保证充足的睡眠，饮食清淡、营养丰富。

（4）术后定期复诊。

（申琳 郭宁宁）

第三节 水 肿

【概述】

水肿是指皮下组织有过多的体液积聚时，皮肤肿胀、弹性差、皱纹变浅，用手指按压有凹陷。这是因为液体积聚超过了胶体网状的吸附能力，导致液体游离出来，故按压后有凹陷。水肿是由激光术中皮肤血液循环遭到破坏或是局部有炎性所致，是皮肤激光治疗后常见的并发症，常发生在眼睑和面部，一般激光术后2~3天时最为明显。临床上常见于有创激光术后、光子嫩肤术后、超声刀治疗术后以及冷冻治疗后。

【预防及处理方法】

（1）术前与患者做好充分的沟通，让患者有一个认知和心理预期。

（2）术前评估者治疗部位的皮肤，根据患者的肤质预设合适的能量范围。

（3）局部低能量试做，观察治疗部位，根据皮肤的反应调节合适的参数。

（4）治疗过后的部位迅速冷却皮温，可选用冰盐水纱布冰敷来预防水肿。

（5）激光术后根据皮肤的即刻表现进行冷敷，一般为15~30分钟，冷敷的过程建议不要摩擦皮肤，冷敷温度不能太低，建议4℃左右。

（6）局部抬高治疗部位，预防体位性水肿的发生。

（7）水肿明显时也可以口服短效激素来缓解。

【注意事项】

（1）给予清淡低盐饮食，可食用加强水分循环的食物帮助减轻水肿。

（2）冰敷能缓解水肿或使用冷藏后的生物合成面膜有较好的缓解作用。

（3）水肿情况严重者可给予小剂量的利尿剂。

（4）嘱患者激光术后减少平卧，治疗部位适当抬高。

（5）术后定期复诊。

（申琳　郭宁宁）

第四节　渗　　出

【概述】

渗出是炎症局部组织血管内的液体和细胞成分，通过血管壁进入组织间质、体腔、黏膜表面和体表的过程。激光术后皮肤屏障被破坏，导致保湿因子、脂代谢异常。当局部有细菌感染时，常有炎性渗出液，临床上常见于有创的激光治疗术后，如二氧化碳激光、黄金微针、调 Q 激光术后，偶见于光子嫩肤术后、超声刀术后。

【预防及处理方法】

（1）术前与患者做好充分的沟通，让患者有一个认识和心理预期。

（2）术前评估患者治疗部位的皮肤，清洁、消毒治疗部位，严格无菌操作。

（3）局部低能量试做，观察治疗部位皮肤即刻反应，根据皮肤反应调节治疗参数。

（4）治疗过程中若皮肤出现红肿、水疱等症状，应及时降低治疗参数。

（5）激光术后根据皮肤的即刻反应选择处理方法，常用冷敷，一般为 15～30 分钟，冷敷的过程中建议不要摩擦皮肤，冷敷温度不能太低，建议 4℃ 左右即可。

（6）皮肤有渗出时要预防感染，可选用康复新液按 1:5 比例稀释（或遵医嘱）或 3% 硼酸溶液湿敷，2 次/日，每次 15～20 分钟。

（7）外用抗感染药物，如新霉素、莫匹罗星等；外用表皮生长因子促进修复。

【注意事项】

（1）术后渗出的护理要点是预防感染，同时注意抗生素的合理应用。

（2）皮损处愈合后，可外用多磺酸黏多糖、舒痕胶等药物抑制瘢痕的形成。

（3）若局部皮肤已有破溃、渗出，避免沾水，及时清除组织分泌物，局部湿敷应注意无菌操作，预防感染。

（4）表皮生长因子开启后未用完需冷藏保存（冷藏温度为 2~8℃）。

（5）术后渗出得到缓解之后，要注意皮肤的保湿、防晒，防色素沉着。

（申琳 李珊）

第五节 水 疱

【概述】

水疱为局限性、隆起性、内含液体的腔性皮损，直径一般小于 1cm，大于 1cm 的称为大疱。它一般是由激光治疗能量过大或无效冰敷引起。皮肤在受到激光照射后，局部吸收激光的能量从而使被照射部位温度升高，当温度达 33~43℃ 时，皮下微血管扩张充血，可出现红斑；温度达到 47~48℃ 时，真皮内出现炎症细胞浸润，表皮可出现细胞内水肿及细胞间海绵样水肿，严重者可出现水疱。临床上常见于调 Q 激光、光子嫩肤能量过大时、超声刀术后。术后即刻的皮肤护理尤为重要，能最大限度地减少水疱发生，舒缓疼痛，降低皮温，避免水疱形成。

【预防及处理方法】

（1）术前宣教，与患者做好充分的沟通，让患者有一个认识和心理预期。

（2）术前评估患者治疗部位的皮肤，有无红肿、硬结、破溃。

（3）局部低能量试做，观察治疗部位，根据皮肤的反应调节合适的参数。

（4）治疗过程中出现明显的红肿、灼伤，应及时调节治疗参数。

（5）治疗结束后迅速冷却皮温，可采用冰湿敷、冷喷等，避免或减少热损伤，降低水疱的产生概率。

（6）治疗后出现暂时性水疱，应保持疱壁完整，等待其自然干涸结痂。如水疱较大，用无菌注射器将疱液抽出。疱液一旦破裂，可采用苯扎氯铵溶液湿敷或碘伏每日消毒 2~3 次，并配合红光治疗仪照射，不可按压、揉搓患处。

（7）告知患者治疗后在 2~3 个月内严格做好防晒，避免阳光直射或治疗部位涂抹防晒霜，防护 UVA 常用 PA＋＋＋，SPF30 的防晒霜，患者需在日晒前 30 分钟涂抹，2~4 小时补涂一次。

【注意事项】

（1）水疱萎缩脱落后，避免刺激患处，可使用预防瘢痕形成的药物，如多磺酸黏多糖、舒痕胶等药物。

（2）嘱患者保持创面的清洁、干燥，避免引起继发感染。

（3）抽疱时严格无菌操作，从水疱的低位穿刺，保护创面，使疱壁覆盖在创面之上防止造成创面感染。

（4）激光术后水疱、炎症期预防色素沉着是护理的重点、难点，此阶段皮肤处于高度敏感期，受紫外光刺激后基底黑色素细胞可能产生大量的黑色素，造成术后皮肤色素沉着，因此防晒非常必要。

（5）术后定期复诊。

（申琳 李珊）

第六节 出 血

【概述】

出血是血液从血管腔到体外、体腔或组织间隙的过程。当激光作用到皮肤上时，局部温度升高，皮下微血管扩张充血，激光破坏血管壁的完整性，引起破裂出血或皮下血肿。临床上常见于二氧化碳激光、调 Q 激光、脉冲染料激光在化脓性肉芽肿、疣及血管性疾病等的治疗过程中或治疗后引起的出血或渗血，或当患者有自身免疫性疾病（如凝血功能障碍、凝血因子缺乏）时行激光治疗也易引起出血。

【预防及处理方法】

（1）术前宣教，与患者做好充分沟通，女性应避开月经期。

（2）术前评估患者的身体状况，询问用药史：有无服用抗凝药物，服用抗凝药者需停药一周再行治疗。

（3）备好常用止血用物：盐酸肾上腺素、云南白药、明胶海绵、冰袋等。

（4）治疗时密切观察治疗部位，少量出血时按压出血点或高能量封闭血管。

（5）激光难以封闭的血管可局部注射盐酸肾上腺素或明胶海绵压迫止血。

（6）术后有出血时采用加压包扎法，压迫止血。

（7）采用冰敷的方法，使血管收缩，减少出血。

（8）局部抬高治疗部位，减少循环血量，减少出血。

【注意事项】

（1）遇到出血状况，要注意观察患者的生命体征，预防低血压。

（2）压迫止血时，注意观察受压部位的皮肤，防止过度压迫或压迫时间过长引起局部缺血坏死。

（3）预防伤口感染，外用抗生素药物；创面较大时可配合3%硼酸溶液或苯扎氯铵溶液外敷，2~3次/日，每次15~20分钟，促进创面愈合。

（4）术后定期随诊。

（申琳　李珊）

第七节　瘙　痒

【概述】

瘙痒是皮肤或黏膜的一种具有搔抓欲望的不愉快感觉，可能与皮肤的干燥、外用润肤剂和药物刺激有关。皮脂膜的主要成分是神经酰胺、亚油酸及亚麻酸。糖化神经酰胺酶是调控神经酰胺代谢的关键酶之一，激光的热效应及光化效应或许能影响神经酰胺酶的活性，影响神经酰胺合成，保湿功能下降。激光治疗后皮肤短时间内受到损伤，出现干燥、脱屑、瘙痒等症状。临床上可见于果酸术后和有创激光治疗后，如二氧化碳点阵激光、调Q激光、宝石激光、黄金微针等，恢复期会出现瘙痒的症状。

【预防及处理方法】

（1）治疗前详细询问病史，明确有无系统性疾病并及时治疗，包括搔抓、洗烫及不当的治疗，忌食刺激性食物。

（2）如出现瘙痒，避免搔抓，引起破溃、感染甚至色沉，对瘙痒严重者局部可外用止痒剂，如炉甘石洗剂，含薄荷、樟脑的乙醇制剂或霜剂等。

（3）皮肤干燥、脱屑者加强局部保湿，外用润肤剂，如维生素E乳、硅霜等。

（4）忌食辛辣刺激饮食，利于创面恢复，减轻瘙痒。

（5）对瘙痒部位也可局部冰湿敷，降低神经的敏感度，缓解痒感。

（6）可口服抗组胺药物、三环类抗抑郁药（如盐酸多塞平25mg/d或阿米替林25~50mg/d），或静脉注射钙剂及维生素C。

【注意事项】

（1）皮肤出现瘙痒症时嘱患者勿用力搔抓，避免皮肤破溃甚至出现感染、色沉。

（2）行皮肤清洁时避免使用碱性物质且水温不宜过高，以温凉为宜。

（3）瘙痒期间，忌食辛辣刺激食物，皮肤敏感者避免接触致敏物质。

（4）激光术后引起的皮肤瘙痒，一般无须处理，大约2周可自行缓解，如持续时间较长或瘙痒严重时，应密切观察和进行标本培养，有可能出现感染。

（5）保证充足睡眠、营养饮食，提高机体免疫力。

（6）术后定期随诊。

（申琳　李珊）

第八节　干　燥

【概述】

皮肤干燥是指皮肤缺乏水分令人感觉不适的现象，其症状主要为皮肤紧绷、个别部位干燥脱皮。因激光治疗一般采用高能量作用于皮肤，其热效应及相关的生物学效应可影响皮肤的屏障功能，角质层含水量减少，术后皮肤易出现干燥症状。临床上常见于果酸治疗术后，其次在光子嫩肤、超声刀治疗术后也会出现短暂的皮肤干燥。

【预防及处理方法】

（1）术前宣教，与患者做好充分的沟通，让患者有一个认识和心理预期。

（2）术前评估患者治疗部位皮肤，有无红肿、硬结、皮肤破溃等情况，局部低能量试做，观察治疗部位，根据皮肤的反应调节治疗参数。

（3）治疗过程中若皮肤出现红肿、不可耐受的疼痛等症状，及时调节治疗参数。

（4）激光术后即刻使用冷喷或医用敷料快速补水，术后一个月内敷补水面膜缓解干燥，促进皮肤屏障的修复。

（5）用保湿舒缓类面霜，增加皮肤所需要的水分、营养，增加角质形成的细胞活力，修复皮肤的屏障功能。

（6）皮肤有干燥脱屑时可外用硅油乳膏或凡士林来缓解。

（7）皮肤干燥时会出现瘙痒等不适症状，嘱患者勿搔抓，可用冰敷来缓解不适。

（8）清淡营养饮食，忌食辛辣刺激食物，保证充足的睡眠，提高机体免疫力。

【注意事项】

（1）护理皮肤时避免使用碱性物质，且水温不宜过高，避免破坏皮脂，利于皮肤屏障的修复。

（2）医学保湿护肤品或药物也可以有针对性地增加皮肤角质层含水量及脂质成分，具有修复表皮，重塑皮肤屏障功能，对治疗后皮肤干燥具有辅助治疗作用。

（3）护肤品应选用温和的医学护肤品，忌用强挥发性、油性强的补水用品，避免刺激皮肤、加重干燥的症状。

（4）术后定期随诊。

（申琳 郭宁宁）

第九节 脱 屑

【概述】

脱屑常见于正常皮肤表层不断角化和更新，但由于数量少，一般不易察觉。皮肤皮脂膜的主要成分是神经酰胺，激光的热效应及光化效应或许能影响该酶的活性，影响神经酰胺合成，保湿功能下降。激光治疗后皮肤会出现干燥、脱屑、瘙痒等症状。临床常见于果酸术后，偶见于光子术后、有创激光术后。激光术后应根据皮肤的类型选用温和的医学护肤品，以增加皮肤所需要的水分、营养，增加角质细胞活力，减轻脱屑的症状，加速皮肤屏障的修复。

【预防及处理方法】

（1）术前宣教，与患者做好充分的沟通，让患者有一个认识和心理预期。

（2）术前评估患者治疗部位的皮肤，有无红肿、硬结、破溃。

（3）局部低能量试做，观察治疗部位，根据皮肤的反应调节合适的参数。

（4）若治疗过程中出现明显的红肿、灼伤，应及时调整治疗参数。

（5）激光术后根据皮肤的即刻表现进行冷敷，一般为 15～30 分钟，冷敷的过程中建议不要摩擦皮肤，冷敷温度不能太低，建议 4℃ 左右即可。

（6）可外用维生素 E 乳、硅油、凡士林等来缓解皮肤干燥脱屑的情况。

【注意事项】

（1）皮肤有干燥、脱屑时避免使用碱性物质，避免破坏皮脂，利于皮肤屏障的修复。

（2）脱屑严重时不可揉搓撕扯未脱落的皮屑，尽可能地保持皮肤的完整性。若出现较大的皮损时，应注意预防皮肤感染，可选用 3% 硼酸溶液湿敷或外用抗生素软膏，促进创面的愈合。

（3）激光术后皮肤受到不同程度的损伤，故应促进皮肤的再生和修复，在治疗3个月至半年内的时间里运用合适的医学护肤品进行有效的皮肤护理（保湿、润肤、抗炎、修复、防晒）是非常必要的。

（4）术后预防感染，降低色沉的发生概率。

（申琳　郭宁宁）

第十节　结　　痂

【概述】

结痂是由皮损中浆液、脓液、血液与脱落组织、药物等干涸后凝结而成，伤口痊愈后可自行脱落。结痂属于正常的机体生理反应，对于损伤较轻、没有炎症的伤口，结痂可以保护伤口，避免伤口感染，有利于伤口的愈合。但是对于一些已经发生了炎症甚至溃疡的伤口，结痂就会延误伤口愈合，因此对于一些感染较为严重的结痂伤口，应该去掉痂皮，并对症用药，直至伤口愈合。激光美容术中可导致结痂的操作常见于二氧化碳激光皮肤磨削术、调Q激光、高频电治疗后以及冷冻术后等。

【预防及处理方法】

（1）做好术前宣教，向患者讲解术后可能发生的不良反应及并发症，使患者做好充分心理准备，避免焦虑。

（2）激光消磨术时，应及时清除组织碎片。

（3）准确掌握治疗的时间和深度。

（4）保持创面的清洁、干燥，一般情况下，大约1~2周结痂会自然脱落。

（5）结痂处瘙痒时，可轻挠结痂处周围皮肤，切记过于用力，以免牵拉伤口。

（6）结痂时如有干燥不适，可于结痂处薄涂一层凡士林。

（7）局部可外用抗生素软膏，但涂抹不易过厚，可涂抹至痂膜脱落。

（8）切勿强行撕脱痂皮，使其自行脱落。

（9）保持良好稳定的情绪及充足的睡眠，有利于皮肤的恢复。

【注意事项】

（1）避免剧烈运动，预防结痂处裂开。

（2）避免搔抓，结痂后搔抓会导致纤维组织增生加厚，增加瘢痕概率。

（3）避免接触水，以防感染。

（4）轻压痂皮，若痂皮下有明显的水状波动感，说明伤口有化脓或感染。

（5）痂皮脱落后要避免日晒，防止色素沉着，可外用防晒剂。

（6）术后定期复诊。

（申琳　郭宁宁）

第十一节　瘢　痕

【概述】

瘢痕指各种创伤后所引起的正常皮肤组织的外观形态和组织病理学改变的统称。皮肤损伤在愈合过程中，胶原合成代谢功能失去正常的约束控制，持续处于亢进状态，以致胶原纤维过度增生的结果，称为结缔组织增生症。一般表现为高出周围正常皮肤的、超出原损伤部位的持续性生长的肿块，扪之较硬，弹性差，局部痒或痛，早期表面呈粉红色或紫红色，晚期多呈苍白色，有时出现色素沉着，与周围正常皮肤有较明显的界限。激光美容术中可导致瘢痕的操作常见于全层表皮重建术、毛发上皮瘤激光术后、YAG 激光及准分子激光等。

【预防及处理方法】

（1）做好术前宣教，向患者讲解术后可能发生的不良反应及并发症，使患者做好充分心理准备，避免焦虑。

（2）瘢痕体质者禁忌激光治疗。

（3）术前彻底清洁治疗区，如治疗区有化妆则让患者先卸妆再彻底清洁。

（4）对损害真皮层的治疗，需先行实验性治疗。

（5）准确掌握治疗深度。

（6）治疗中避免过高的能量密度或光斑重叠。

（7）治疗中如有必要，应采取有效的表皮冷却措施。

（8）根据病情及治疗反应，及时调整治疗参数。

（9）预防创面感染。创面较小，可外用抗生素乳膏；若创面大于 1cm，需外科包扎换药，同时可考虑口服或静脉输入抗生素。

（10）保持创面干燥，自然结痂，痂皮自行脱落，勿抓挠创面。

（11）避免创面结硬痂；硬痂形成后不可强行去除，以免形成新的创面或造成继发感染。

（12）色素痣或色素斑治疗后产生的凹陷性瘢痕，可用高频电再次修复；隆起的瘢痕，可用倍他米松加利多卡因混合液瘢痕内注射治疗。

（13）避免进食辛辣刺激性食物。

（14）外用肤疾宁贴敷，可达到止痒、止痛及瘢痕软化缩小的目的。

【注意事项】

（1）选择合理的治疗参数。

（2）预防术后感染，有助于降低瘢痕的发生。

（3）瘢痕体质者避免进行易导致瘢痕产生的激光治疗。

（4）口周、颏部、下颌部和颈部的激光操作易导致瘢痕形成。

（5）术后若出现增生性瘢痕应及时进行对症治疗。

（6）术后定期复诊。

（申琳　李珊）

第十二节　热　损　伤

【概述】

皮肤吸收激光能量以后，局部的皮肤温度在短时间内升高，从而导致组织的凝固、气化。温度升高的程度不同，对局部组织造成的损害也不同。激光美容术中可致热损伤的操作常见于二氧化碳激光、点阵激光、铒激光等。

【预防及处理方法】

（1）做好术前宣教，向患者讲解术后可能发生治疗区肿胀、渗出、水疱等热损伤反应，使患者做好充分心理准备，避免焦虑。

（2）治疗前避免服用增强光敏性的药物。

（3）高能紫外线照射前，应先测量最小红斑量，观察治疗部位的不良反应。

（4）带有冷却系统的激光器，术前应先检查冷却水循环系统是否运行正常。

（5）根据治疗仪器决定是否使用麻醉剂，选择恰当的麻醉剂量和麻醉方法，避免因过度麻醉造成反应迟缓等引起皮肤损害。

（6）治疗过程中，注意与患者随时进行沟通，及时了解治疗反应。

（7）根据病情和当下治疗反应，及时调整治疗参数。

（8）操作中避免同一部位多回合治疗，Q开关脉冲激光要求光斑重叠部分不可超过10%。

（9）对热刺激比较明显的治疗可适当采取术中皮肤冷却等相关措施。

（10）用浸有 2% 利多卡因的纱布外敷及冰袋冷敷可缓解术后的即刻疼痛；冰敷时选择冰水混合或稍软的冰袋冰敷，避免冰袋过硬擦伤皮损。

（11）每日使用 1～2 次冷藏过的修复胶原面膜，可加速皮肤黏膜屏障功能的恢复。

（12）适量使用糖皮质激素类药物可减轻术后肿胀。

（13）热损伤症状轻者，无须特殊处理，一般 2～3 天后可自行恢复。

（14）出现水疱过大时应及时抽取减压，并应用抗生素预防感染。

（15）结痂后使痂皮自行脱落，切勿用手撕脱。

【注意事项】

（1）选择合理的治疗参数。

（2）选择合适的照射距离。

（3）治疗时避免重复光斑照射。

（4）重复治疗的间隔时间不少于 2～3 月。

（5）术后定期复诊。

（申琳　李珊）

第十三节　色素沉着

【概述】

色素沉着是指人体皮肤由于种种原因而致皮肤呈现不同颜色、不同范围及不同深浅的色素变化。激光美容术中出现的色素沉着通常为暂时性色素沉着，一般 3～6 月可自行消退。值得注意的是，肤色越深，治疗剂量越大，治疗后色素沉着越明显。激光美容术中可导致色素沉着的操作常见于调 Q 激光、CO_2 激光、准分子激光、光动力治疗、全层表皮重建术、红宝石激光、剥脱美容术以及冷冻术后等。

【预防及处理方法】

（1）做好术前宣教，向患者讲解激光术后治疗部位可能发生色素沉着，使其做好充分心理准备。

（2）术前彻底清洁治疗区，如女性患者先卸妆再彻底清洁。

（3）术前告知患者，肤色越深，治疗剂量越大，色素沉着可能越明显。

（4）磨削去皱术前 2 周外用 0.025% 维 A 酸软膏或脱色霜及防晒霜。

（5）治疗部位充分暴露，非治疗部位用治疗巾遮挡。

（6）长波紫外线治疗时禁止随意改变辐射距离和参数，并保持固定体位。

（7）光动力照射过程应根据患者具体情况，严格掌握照射剂量及时间。

（8）红蓝光祛痘治疗后 72 小时内不化妆或尽量少化妆。

（9）化学剥脱术后 1 年内，严禁在日光下暴晒，并合理使用防晒霜。

（10）术后避免日晒和使用光谱的遮光剂，采取必要避光措施，SPF 30 以上。

（11）可外用褪色剂，如左旋维生素 C、熊果苷、氢醌霜等；也可口服维 A 酸类等药物，加速伤口愈合。

（12）加强术后护理指导，避免感染，可降低色素沉着的发生。

（13）术后做好心理护理及健康宣教，避免患者焦虑。若治疗区发生色素沉着，一般 3~6 个月后可自行消退；面部光动力患者治疗后第一周面部色沉可能明显，一般 3 周后逐渐消退。

【注意事项】

（1）治疗前 3 周尽量避免日晒。

（2）治疗后严格防晒，避免或减少光敏性食物摄入。

（3）光动力治疗后须避强光直射 1~2 个月。

（4）术后定期复诊。

（申琳　李珊）

第十四节　色素减退

【概述】

色素减退是指先天性或获得性黑色素产生减少。它常与治疗深度有关，即使合理治疗，也有可能不明原因地出现。激光美容术中可导致色素减退的操作常见于冷冻术后、翠绿宝石激光脱毛、红宝石激光、绿光 532nm 等。

【预防及处理方法】

（1）做好术前宣教，告知患者治疗后可能发生色素减退，使其做好充分心理准备。

（2）冷冻时间避免过长，压力勿太重。

（3）治疗色素性疾病时，注意能量选择，避免能量过大造成局部色脱或色素减退不均匀。

（4）色素减退面积小者，一般可在 6～12 个月自行恢复，不需特殊治疗。

（5）严重色素减退者，可行准分子激光或窄谱紫外光进行局部改善。

【注意事项】

（1）色素减退主要发生在眼睑等皮肤较薄处。

（2）银屑病、白癜风患者行激光治疗时有发生同形反应的可能。

（3）激光治疗过程中掌握适宜能量，避免能量过高造成色脱。

（4）术后定期复诊。

（申琳　李珊）

第十五节　感　染

【概述】

感染是指机体与病原体在一定条件下相互作用而引起的病理过程。当细菌、病毒、真菌、寄生虫等病原体侵入人体时，轻者可表现为局部炎症反应，重者可导致寒战、高热、头痛、头晕等全身症状。通过实验室检查可查找相关感染源。激光美容术中可致感染的操作常见于 CO_2 激光和全层表皮重建术、氦氖激光、点阵射频、黄金微针射频、冷冻治疗等。

【预防及处理方法】

（1）做好术前宣教，向患者讲解术后可能发生的不良反应及并发症，使患者做好充分心理准备，避免焦虑。

（2）术前彻底清洁治疗区，如治疗区有化妆，则让患者先卸妆再彻底清洁；有毛发者，先将毛发剃净。

（3）严格执行无菌操作技术，加强术者无菌观念。

（4）磨削去皱术前 1～3 天可预防性口服抗生素制剂。

（5）术前打开抽气或吸尘器等装置，保持室内空气新鲜，防止污染。

（6）气化型点阵治疗应遵循外科无菌原则，接触治疗区的任何物品都应保持无菌状态。

（7）有创治疗后减少活动，避免出汗。

（8）术后创面皮肤外涂生长因子或抗生素软膏，促进表皮修复，预防感染。

（9）做好术后宣教，良好的术后护理可有效避免感染的发生。

（10）术后用75%乙醇擦拭激光治疗机，避免交叉感染。

【注意事项】

（1）接触治疗使用的治疗头（如冷冻棒、点阵激光治疗仪等），应专人专用，避免交叉感染，使用后及时消毒。

（2）治疗后如局部产生水疱或破溃，可局部外用抗生素软膏或抗生素液外敷，患者术后1周内避免沾水，严重者应及时给予对症处理。

（3）已形成的水疱，应避免疱壁破溃，直径较大或张力高的水疱可用无菌注射器抽吸疱液，局部应保持干燥。

（4）创面愈合缓慢、明显疼痛，尤其出现跳痛、点状疼痛等常预示伤口发生感染。

（5）术后定期复诊。

（申琳　李珊）

第十六节　毛　囊　炎

【概述】

毛囊炎为毛囊部因致病菌感染而发生的急性、亚急性或慢性化脓性或非化脓性炎症。好发于多毛部位，如头皮、会阴、腋部、肛周及四肢伸侧。皮疹易继发于脂溢性皮炎、神经性皮炎、瘙痒症等疾病之后，初起为红色充实性丘疹，以后迅速发展成粟粒大小的丘疱疹、小脓疱，脓疱疱壁薄，不相融合，破后有小量脓性分泌物，继而干燥、结痂，痂脱不留痕迹，可自觉瘙痒或轻度疼痛，严重者亦可引发疖病。激光美容术中可导致毛囊炎的操作常见于激光脱毛术后等。

【预防及处理方法】

（1）做好术前宣教，向患者讲解术后可能发生的不良反应及并发症，使患者做好充分心理准备，避免焦虑。

（2）激光脱毛治疗前对治疗区皮肤备皮、清洁，治疗中局部毛囊会出现小的皮丘，一般术后可自然消退。

（3）治疗区禁止抓挠，以免发生继发感染。

（4）激光脱毛后应勤换衣物，避免大量出汗，保持局部清洁。

（5）术后保持良好心情，保证充足而高质量的睡眠，避免心理压力。

（6）术后少食辛辣、油腻、刺激性食物，忌烟、酒，保持大便通畅。

（7）局部毛囊红肿，可酌情选用抗生素，如1%新霉素软膏、莫匹罗星软膏、夫西地酸软膏或2%碘酊外涂等。

（8）选择合适物理疗法，如紫外线照射、红光照射等治疗。

（9）保持个人清洁，加强体育锻炼，提高免疫力。

【注意事项】

（1）激光脱毛治疗后避免游泳或泡热水澡。

（2）数量少的毛囊炎一般可自行消退，不须特殊处理；发生严重毛囊炎时，需及时进行对症处理，如外用夫西地酸等。

（3）脓肿形成可切开排脓，未成熟前严禁挤压。

（4）术后定期复诊。

（申琳）

第十七节　接触性皮炎

【概述】

接触性皮炎是皮肤或黏膜单次或多次接触外界刺激物质或变应原后，在接触部位甚至以外的部位发生的炎症性反应，典型皮损为境界清楚的红斑。早期皮损多局限于接触部位，少数可蔓延或累及周边部位；晚期红肿明显并出现水疱和大疱，常自觉瘙痒或灼痛，搔抓后可将致病物质带到远隔部位并产生类似皮损。激光美容术中可导致接触性皮炎的操作见于全层表皮重建术后、术后抗生素使用等。

【预防及处理方法】

（1）详细询问患者病史，是否有光毒性与光变态反应史。

（2）做好术前宣教，向患者讲解术后可能发生的不良反应及并发症，使患者做好充分心理准备，避免焦虑。

（3）术中尽量降低对皮肤屏障功能的损害。

（4）术后避免使用外用头孢类抗生素。

（5）避免搔抓、摩擦、热水或肥皂水洗涤及其他附加刺激。

（6）避免进食辛辣刺激食品，保持大便通畅，避免精神过度紧张。

（7）轻者可口服或注射抗组胺药物，如氯雷他定片、西替利嗪片等；重症泛发患者可短期应用皮质类固醇激素。

（8）根据皮损情况，选择适应的药物剂型。急性红肿炎症、渗出糜烂明显者，可用复方硫酸铜液或3%硼酸溶液进行湿敷，轻者可选用皮质类固醇激素乳剂外用。

（9）适当使用合适的医学护肤品，加快皮肤屏障功能的恢复。

【注意事项】

（1）避免过度使用外用抗生素。
（2）若接触后发生反应，应与接触原立即隔离，避免继续接触。
（3）本病有一定自限性，及时去除病因，利于皮肤屏障功能的恢复。
（4）本病急性期内不宜做斑贴实验。
（5）术后定期复诊。

（申琳）

第十八节　注射美容并发症

【概述】

注射美容术是指应用经皮注射的方法，把特定的注射物或生物材料等，注射到目标位置以达到年轻化、美丽化效果的一种医学美容手段。注射美容的主要优势是操作简单、微创或无创、痛苦小、安全、高效、见效快等，临床主要应用于除皱、脸部塑型、局部多汗症、缺损填补、体积修饰、瘢痕、损容性疾病等。其常见并发症有炎症反应、出血、水肿、感染、局部血液循环障碍、注射部位皮肤挛缩、异物肉芽肿、过敏反应、神经损伤、细胞毒性反应、诱发癌症及免疫性疾病等，严重并发症可危及患者生命安全。

【预防及处理方法】

（1）做好术前宣教，术前应与患者进行充分沟通，解释注射物的优缺点，告知可能出现的不良反应及并发症，使患者做好充分心理准备，避免焦虑；并针对患者的实际情况做出个性化的治疗方案。

（2）详细询问患者用药史、过敏史、既往史，有无其他填充剂注射史等；术前应避免服用相关抗凝药物，以免引起淤青或出血；注射胶原蛋白前4周需做过敏试验，无过敏反应方可进行注射治疗。

（3）术者应熟练掌握机体的解剖结构及注射技术。

（4）术前选择合适的注射制剂，严格掌握注射制剂的适应证和禁忌证。

（5）注射术严格执行无菌操作技术。

（6）根据注射情况，选择合适的麻醉剂及麻醉方法，如复方利多卡因乳膏外涂等。

（7）注射前应精确估计注射剂量、注射点及患者血管走行，避免填充物压迫血管。若填充物进入血管造成栓塞或局部坏死等严重不良反应时，可采用热敷及注射降解酶进行处理。

（8）除皱时，穿刺深度要在真皮层兼顾皮下组织层（肉毒素注射在肌肉层）；塑形填充通常在皮下组织层、筋膜层及骨膜层；严禁注射在表皮层。

（9）合理采用立体注射，使注射物均匀分布在目标区域；注射层次由深至浅，注射剂由多至少。

（10）进行脂肪填充术时，可行多点分散注射，通过按摩使脂肪细胞分布均匀；颞部自体脂肪移植填充术可从发际后 1~1.5cm 处进针，术后 1 周内切忌洗头及用力按摩；颏部填充术可选择口内黏膜或颏下外方定点进针，术后 2 周内切勿按摩。

（11）出针时适当轻压针眼，以免淤青或出血。玻尿酸注射除皱 24 小时内，注射部位应避免冷敷或者热敷。

（12）术后勿随意对注射部位进行按摩或局部运动，1~2 天内避免桑拿或剧烈运动。

（13）水光注射 1 周内注意防晒，必要时采取适当防晒措施。

（14）术后局部若发生炎症反应，应及时给予对症抗炎治疗。

【注意事项】

（1）重症肌无力症患者、神经肌肉疾病患者、妊娠及哺乳期妇女、两周内服用过阿司匹林或其他解热镇痛药者；使用糖苷类抗生素者；精神不正常，自控能力差者；有严重心、肝、肺、肾等疾病或结缔组织病患者，禁止进行肉毒素注射。

（2）过敏体质、瘢痕体质、免疫力低下、妊娠及经期女性、婴幼儿、风湿性疾病患者；血液性疾病和近期服用某些药物者；肝肾功能障碍性疾病者及其他严重疾病患者，禁止进行注射填充。

（3）部分患者接受注射美容术后可发生暂时性肿胀、轻度发红或略感不适等不良反应，一般 24~48 小时内症状可基本消失。

（4）注射剂量以宁少勿多为原则，减少不必要的后遗症，第一次注射剂量不足者，可在 1~3 月后进行补充注射。

（5）源于皮肤层面的并发症在不同的时间段内可自行消失或恢复，一般不需要特殊处理。

（6）建议 18 岁以上的患者方可进行注射美容技术，以免影响机体正常发育。

（7）注射区内有炎症者，待炎症治愈后方可进行注射美容治疗。

（8）胶原蛋白注射除皱效果维持时间一般为 9～12 个月，半年后可进行补充注射。

（9）注射肉毒杆菌毒素的治疗效果一般可维持 3～6 个月，若想维持治疗效果，每年需反复注射 3～4 次。

（10）术后出现肉芽肿时，可采用曲安西龙稀释后在局灶内进行多点注射治疗。

（11）注射肉毒杆菌毒素的手术部位不应再注射其他材料。

（12）术后定期随诊或复诊。

（申琳）

第八章 皮肤美容护理操作流程评分表

一、半导体激光照射技术操作流程评分表

项目		总分	技术操作要求	评分等级				参考人员			
				A	B	C	D				
仪表		4	仪表端庄，服装整洁	4	3	2	1				
评估		9	1. 评估病情，有无禁忌证	5	4	3	2				
			2. 与患者沟通时语言规范，态度和蔼	4	3	2	1				
操作前准备		11	1. 洗手，戴口罩，戴手套	3	2	1	0				
			2. 用物准备齐全，检查仪器设备是否完好	5	4	3	2				
			3. 向患者解释半导体激光照射的目的，签署知情同意书	3	2	1	0				
操作过程	安全与舒适	7	1. 为患者拉好隔帘，保护隐私，选择舒适的照射体位，佩戴护目镜	2	1	1	0				
			2 做到三查八对，皮损处拍照存档	5	4	3	2				
	操作中	51	1. 接通电源，开始治疗	3	2	1	0				
			2. 协助患者脱去病号服，暴露照射部位	5	4	3	2				
			3. 评估皮损的基本情况	5	4	3	2				
			4. 根据皮损所处的位置，调节激光治疗头，距离皮损2~3cm；光斑的大小以覆盖皮损为准，皮损面积较大时分区照射	7	5	3	1				
			5. 治疗头始终固定良好	9	6	3	0				
			6. 每次照射时间为10~30分钟，每日2次	8	6	4	2				
			7. 照射过程中，观察患者有无头晕、心悸等现象，必要时停止照射。照射完毕，仔细观察和检查局部皮肤有无发红、水疱、灼伤等异常现象	6	4	2	0				
			8. 加强巡视，避免烫伤患者皮肤	8	6	4	2				
操作后		10	1. 物品摆放原位，关闭机器电源	2	1	0	0				
			2. 对仪器进行消毒处理，用75%酒精擦拭激光输出口及治疗仪外表	3	2	1	0				
			3. 记录治疗时间和执行情况	2	1	0	0				
			4. 向患者讲解照射后的注意事项，如有不适及时处理	3	2	1	0				
评价		8	1. 操作方法正确	4	3	2	0				
			2. 患者无不适感，无烫伤	4	3	2	0				
总分		100									

二、氦氖激光照射技术操作流程评分表

项目		总分	技术操作要求	评分等级				参考人员		
				A	B	C	D			
仪表		4	仪表端庄，服装整洁	4	3	2	1			
评估		9	1. 评估病情，有无禁忌证	5	4	3	2			
			2. 与患者沟通时语言规范，态度和蔼	4	3	2	1			
操作前准备		11	1. 洗手，戴口罩，戴手套	3	2	1	0			
			2. 用物准备齐全，检查仪器设备是否完好	5	4	3	2			
			3. 向患者解释氦氖激光照射的目的，签署知情同意书	3	2	1	0			
操作过程	安全与舒适	7	1. 为患者拉好隔帘，保护隐私，选择舒适的照射体位，佩戴护目镜	2	1	1	0			
			2. 做到三查八对，皮损处拍照存档	5	4	3	2			
	操作中	51	1. 开机检查激光传输系统	3	2	1	0			
			2. 调至激光器最佳工作电流量，仪器预热	5	4	3	2			
			3. 协助患者脱去病号服，暴露照射部位，评估皮损的基本情况	5	4	3	2			
			4. 室内温度保持在 22～25℃	7	5	3	1			
			5. 治疗时根据患者的痛点、皮损面积大小，调整光源与病变部位的距离	6	4	2	0			
			6. 一般每日照射 2 次，照射时间为每次每部位 15～20 分钟	9	6	3	0			
			7. 操作过程中，患者不得随意变换体位	8	6	4	2			
			8. 光斑对准皮损处	8	6	4	2			
操作后		10	1. 操作者要认真洗手	2	1	0	0			
			2. 用75%乙醇擦拭激光输出口及治疗仪器的外表，避免院内交叉感染	3	2	1	0			
			3. 观察患者的反应及治疗后皮肤的反应，向患者交待注意事项，如有不适及时处理	2	1	0	0			
			4. 记录治疗时间和执行情况	3	2	1	0			
评价		8	1. 操作方法正确	4	3	2	0			
			2. 患者无不适感，无不良反应	4	3	2	0			
总分		100								

三、高能紫外光照射技术操作流程评分表

项目		总分	技术操作要求	评分等级				参考人员			
				A	B	C	D				
仪表		4	仪表端庄，服装整洁	4	3	2	1				
评估		9	1. 评估病情，有无禁忌证	5	4	3	2				
			2. 与患者沟通时语言规范，态度和蔼	4	3	2	1				
操作前准备		10	1. 洗手，戴口罩，戴手套	3	2	1	0				
			2. 用物准备齐全，检查仪器设备是否完好	4	3	2	1				
			3. 向患者解释照射的目的，签署知情同意书	3	2	1	0				
操作过程	安全与舒适	9	1. 为患者拉好隔帘，保护隐私，协助患者取舒适体位，充分暴露治疗部位，用防紫外线遮挡布遮住正常皮肤并固定，操作者和患者戴好防护眼镜	4	3	2	0				
			2. 做到三查八对，皮损处拍照存档	5	4	3	2				
	操作中	52	1. 仪器参数调节准确，调整治疗头的位置并固定，开始治疗	3	2	1	0				
			2. 清洁治疗部位皮肤，评估皮损的基本情况	5	4	3	2				
			3. 室内温度保持在22～25℃	5	4	3	2				
			4. 首次照射治疗前先测量最小红斑量（MED）	7	5	3	1				
			5. 治疗头一定要紧贴皮损部位，以免因漏光而降低治疗效果	7	5	3	1				
			6. 光斑不可重叠照射	9	6	3	0				
			7. 操作动作规范，力度适宜	8	6	4	2				
			8. 治疗中注意观察患者的反应	8	6	4	2				
操作后		8	1. 观察患者的反应及治疗后皮肤的反应，交待注意事项，如有不适及时处理	5	4	3	2				
			2. 记录治疗时间和执行情况	3	2	1	0				
评价		8	1. 操作方法正确	4	3	2	0				
			2. 患者无不适感，无过度光照不良反应	4	3	2	0				
总分		100									

四、准分子激光照射技术操作流程评分表

项目		总分	技术操作要求	A	B	C	D	参考人员		
仪表		4	仪表端庄，服装整洁	4	3	2	1			
评估		9	1. 评估病情，有无禁忌证	5	4	3	2			
			2. 与患者沟通时语言规范，态度和蔼	4	3	2	1			
操作前准备		11	1. 洗手，戴口罩，戴手套	3	2	1	0			
			2. 用物准备齐全，检查仪器设备是否完好	5	4	3	2			
			3. 向患者解释照射的目的，签署知情同意书	3	2	1	0			
操作过程	安全与舒适	13	1. 为患者拉好隔帘，保护隐私，协助取舒适体位，充分暴露治疗部位，操作者和患者戴好防护眼镜，勿直视紫外光	4	3	2	0			
			2. 做到三查八对，皮损处拍照存档	5	4	3	2			
			3. 治疗室要注意通风	4	3	2	1			
	操作中	45	1. 仪器参数调节准确，调整治疗头的位置并固定，开始治疗	3	2	1	0			
			2. 清洁治疗部位皮肤，评估皮损的基本情况	5	4	3	2			
			3. 室内温度保持在 22~25℃	5	4	3	2			
			4. 首次照射治疗前先测量最小红斑量（MED）	7	5	3	1			
			5. 治疗头一定要紧贴皮损部位，以免因漏光而降低治疗效果	8	6	4	2			
			6. 照射中不可移位	9	6	3	0			
			7. 操作动作规范，力度适宜，操作者应始终戴手套	8	6	4	2			
操作后		10	1. 两小时之后，注意观察白斑处是否有红斑出现	3	2	1	0			
			2. 观察患者的反应及治疗后皮肤的反应，交待注意事项，如有特殊情况及时处理	4	3	2	1			
			3. 记录治疗时间和执行情况	3	2	1	0			
评价		8	1. 操作方法正确	4	3	2	0			
			2. 患者无不适感，无过度光照不良反应	4	3	2	0			
总分		100								

五、红蓝光照射技术操作流程评分表

项目		总分	技术操作要求	评分等级				参考人员			
				A	B	C	D				
仪表		4	仪表端庄，服装整洁	4	3	2	1				
评估		9	1. 评估病情，有无禁忌证	5	4	3	2				
			2. 与患者沟通时语言规范，态度和蔼	4	3	2	1				
操作前准备		11	1. 洗手，戴口罩，戴手套	3	2	1	0				
			2. 用物准备齐全，检查仪器设备是否完好	5	4	3	2				
			3. 向患者解释照射的目的，签署知情同意书	3	2	1	0				
操作过程	安全与舒适	13	1. 为患者拉好隔帘，保护隐私，协助取舒适体位，充分暴露治疗部位，操作者和患者戴好防护眼镜	4	3	2	0				
			2. 做到三查八对，皮损处拍照存档	5	4	3	2				
			3. 调整患者的心态，缓解不良情绪	4	3	2	1				
	操作中	43	1. 接通电源，预热仪器，开始治疗	3	2	1	0				
			2. 清洁治疗部位皮肤，评估皮损的基本情况	5	4	3	2				
			3. 室内温度保持在 22～25℃	5	4	3	2				
			4. 照射剂量 3.30W/cm² （治疗约20分钟），每周2次，治疗 8 周为一疗程	7	5	3	1				
			5. 照射距离应保持在有效范围之内，保证照射的有效性	6	4	2	0				
			6. 注意观察患者的反应，加强与患者之间的沟通，消除紧张情绪	9	6	3	0				
			7. 照射头面部时，注意戴好专用防护镜，使眼睛全部遮盖住，嘱患者闭上眼睛，避免引起眼炎或角膜炎	8	6	4	2				
操作后		12	1. 治疗后选用一些水性护肤品进行适当补水	5	4	3	2				
			2. 观察患者的反应及治疗后皮肤的反应，指导患者正确使用外用药物，如有不适及时处理	4	3	2	1				
			3. 记录治疗时间和执行情况	3	2	1	0				
评价		8	1. 操作方法正确	4	3	2	0				
			2. 患者无不适感，无过度光照不良反应	4	3	2	0				
总分		100									

六、二氧化碳激光治疗技术操作流程评分表

项目		总分	技术操作要求	评分等级				参考人员			
				A	B	C	D				
仪表		4	仪表端庄，服装整洁	4	3	2	1				
评估		9	1. 评估病情，有无禁忌证	5	4	3	2				
			2. 与患者沟通时语言规范，态度和蔼	4	3	2	1				
操作前准备		9	1. 洗手，戴口罩，戴手套	3	2	1	0				
			2. 用物准备齐全，检查仪器设备是否完好	3	2	1	0				
			3. 向患者解释治疗的目的，签署知情同意书	3	2	1	0				
操作过程	安全与舒适	13	1. 为患者拉好隔帘，保护隐私，协助取舒适体位，操作者和患者戴好防护眼镜	4	3	2	0				
			2. 做到三查八对，皮损处拍照存档	5	4	3	2				
			3. 如治疗区需表面麻醉，外涂表面麻醉剂，外敷密封膜，一般1~2小时后可开始治疗	4	3	2	1				
	操作中	51	1. 开机检查水循环系统是否正常，各机钮归零	3	2	1	0				
			2. 调至激光器最佳工作电流量，仪器预热	5	4	3	2				
			3. 协助患者脱去病号服，暴露治疗部位，评估皮损的基本情况	5	4	3	2				
			4. 室内温度保持在22~25℃	7	5	3	1				
			5. 治疗部位皮肤常规消毒，敷表面麻醉剂时，先擦除干净后，再常规消毒	6	4	2	0				
			6. 设置仪器参数，依次开启压力开关，打开吸烟机，开始治疗。缓慢调整激光器，按治疗需要而定	9	6	3	0				
			7. 操作过程中，严禁激光头对着治疗以外的部位，以免误伤。特别注意对眼睛的防护	8	6	4	2				
			8. 把握好治疗的深度，从深到浅过渡到非治疗区皮肤	8	6	4	2				
操作后		10	1. 关闭机器电源，以开机相反顺序关闭各种机钮	2	1	0	0				
			2. 取下患者眼罩，外涂红霉素软膏，如皮肤重建术即刻给予生理盐水湿敷	3	2	1	0				
			3. 观察患者的反应及治疗后皮肤的反应，向患者交待注意事项，如有不适及时处理	2	1	0	0				
			4. 记录治疗时间和执行情况	3	2	1	0				
评价		4	1. 操作方法正确	2	1	0	0				
			2. 患者无不适感，无不良反应	2	1	0	0				
总分		100									

七、铒激光治疗技术操作流程评分表

项目		总分	技术操作要求	评分等级				参考人员			
				A	B	C	D				
仪表		4	仪表端庄，服装整洁	4	3	2	1				
评估		9	1. 评估病情，有无禁忌证	5	4	3	2				
			2. 与患者沟通时语言规范，态度和蔼	4	3	2	1				
操作前准备		9	1. 洗手，戴口罩，戴手套	3	2	1	0				
			2. 用物准备齐全，检查仪器设备是否完好	3	2	1	0				
			3. 向患者解释治疗的目的，签署知情同意书	3	2	1	0				
操作过程	安全与舒适	13	1. 为患者拉好隔帘，保护隐私，协助取舒适体位，操作者和患者戴好防护眼镜	4	3	2	0				
			2. 做到三查八对，皮损处拍照存档	5	4	3	2				
			3. 如治疗区需表面麻醉，外涂表面麻醉剂，外敷密封膜，一般 1～2 小时后可开始治疗	4	3	2	1				
	操作中	51	1. 根据患者年龄、皮肤类型、治疗部位、皮损情况等选择相应的治疗参数	3	2	1	0				
			2. 打开吸烟机，开始治疗	5	4	3	2				
			3. 协助患者脱去病号服，暴露治疗部位，评估皮损的基本情况	5	4	3	2				
			4. 室内温度保持在 22～25℃	7	5	3	1				
			5. 治疗部位皮肤常规消毒，敷表面麻醉剂时，先擦除干净后，再常规消毒	6	4	2	0				
			6. 从皮损边缘开始逐渐向中心进行扫描，每个光斑之间根据皮损情况可有重叠	9	6	3	0				
			7. 操作过程中，通过移动手具与治疗部位的距离来调整所需能量	8	6	4	2				
			8. 治疗完毕用无菌纱布包裹冰袋，给予冰敷	8	6	4	2				
操作后		10	1. 向患者交待注意事项	2	1	0	0				
			2. 取下患者眼罩，外涂红霉素软膏	3	2	1	0				
			3. 密切观察患者治疗部位皮肤的反应，一旦出现并发症，及时给予处理	2	1	0	0				
			4. 记录治疗时间和执行情况	3	2	1	0				
评价		4	1. 操作方法正确	2	1	0	0				
			2. 患者无不适感，无不良反应	2	1	0	0				
总分		100									

八、点阵激光治疗技术操作流程评分表

项目		总分	技术操作要求	评分等级				参考人员		
				A	B	C	D			
仪表		4	仪表端庄，服装整洁	4	3	2	1			
评估		9	1. 评估病情，有无禁忌证	5	4	3	2			
			2. 与患者沟通时语言规范，态度和蔼	4	3	2	1			
操作前准备		9	1. 洗手，戴口罩，戴手套	3	2	1	0			
			2. 用物准备齐全，检查仪器设备是否完好	3	2	1	0			
			3. 向患者解释治疗的目的，签署知情同意书	3	2	1	0			
操作过程	安全与舒适	13	1. 为患者拉好隔帘，保护隐私，协助取舒适体位，操作者和患者戴好防护眼镜	4	3	2	0			
			2. 做到三查八对，皮损处拍照存档	5	4	3	2			
			3. 如治疗区需表面麻醉，外涂表面麻醉剂，外敷密封膜，一般1～2小时后可开始治疗	4	3	2	1			
	操作中	51	1. 接通电源，预热仪器20分钟	3	2	1	0			
			2. 打开吸烟机，开始治疗	5	4	3	2			
			3. 协助患者脱去病号服，暴露治疗部位，评估皮损的基本情况	5	4	3	2			
			4. 室内温度保持在22～25℃	7	5	3	1			
			5. 治疗部位皮肤常规消毒，敷表面麻醉剂时，先擦除干净后，再常规消毒	6	4	2	0			
			6. 根据症状选择不同能量	9	6	3	0			
			7. 操作过程中避免同一部位多回合重叠治疗	8	6	4	2			
			8. 治疗完毕立即用无菌纱布包裹冰袋，给予冰敷，冰敷后涂抹红霉素软膏	8	6	4	2			
操作后		10	1. 告知患者术后3～6天，小白点处的痂皮自然脱落，红斑和肿胀会在数天内消退	2	1	0	0			
			2. 向患者交待注意事项	3	2	1	0			
			3. 观察患者的反应及治疗后皮肤的反应，如有不适及时处理	2	1	0	0			
			4. 记录治疗时间和执行情况	3	2	1	0			
评价		4	1. 操作方法正确	2	1	0	0			
			2. 患者无不适感，无不良反应	2	1	0	0			
总分		100								

九、氩离子激光治疗技术操作流程评分表

项目		总分	技术操作要求	评分等级				参考人员		
				A	B	C	D			
仪表		4	仪表端庄，服装整洁	4	3	2	1			
评估		9	1. 评估病情，有无禁忌证	5	4	3	2			
			2. 与患者沟通时语言规范，态度和蔼	4	3	2	1			
操作前准备		9	1. 洗手，戴口罩，戴手套	3	2	1	0			
			2. 用物准备齐全，检查仪器设备是否完好	3	2	1	0			
			3. 向患者解释治疗的目的，签署知情同意书	3	2	1	0			
操作过程	安全与舒适	13	1. 为患者拉好隔帘，保护隐私，协助取舒适体位，操作者和患者戴好防护眼镜	4	3	2	0			
			2. 做到三查八对，皮损处拍照存档	5	4	3	2			
			3. 如治疗区需表面麻醉，外涂表面麻醉剂，外敷密封膜，一般 1~2 小时后可开始治疗	4	3	2	1			
	操作中	51	1. 接通电源，预热仪器	3	2	1	0			
			2. 设置仪器参数，开始治疗	5	4	3	2			
			3. 协助患者脱去病号服，暴露治疗部位，评估皮损的基本情况	5	4	3	2			
			4. 室内温度保持在 22~25℃	6	4	2	0			
			5. 治疗时要保持点与点之间距离均匀，烧灼深浅一致	8	6	4	2			
			6. 肢体部位可抬高患肢，位置较深的血管瘤将光纤末端插入皮损处照射	8	6	4	2			
			7. 不配合的婴幼儿患者，给予全身麻醉下进行	8	6	4	2			
			8. 治疗完毕涂抹红霉素软膏	8	6	4	2			
操作后		10	1. 嘱患者保持创面干燥，1~2 周后痂皮自然脱落	2	1	0	0			
			2. 向患者交待注意事项	3	2	1	0			
			3. 观察患者的反应及治疗后皮肤的反应，如有不适及时处理	2	1	0	0			
			4. 记录治疗时间和执行情况	3	2	1	0			
评价		4	1. 操作方法正确	2	1	0	0			
			2. 患者无不适感，无不良反应	2	1	0	0			
总分		100								

十、光动力治疗技术操作流程评分表

项目		总分	技术操作要求	评分等级				参考人员		
				A	B	C	D			
仪表		4	仪表端庄，服装整洁	4	3	2	1			
评估		9	1. 评估病情，有无禁忌证	5	4	3	2			
			2. 与患者沟通时语言规范，态度和蔼	4	3	2	1			
操作前准备		11	1. 洗手，戴口罩，戴手套	3	2	1	0			
			2. 用物准备齐全，检查仪器设备是否完好	5	4	3	2			
			3. 向患者解释治疗的目的，签署知情同意书	3	2	1	0			
操作过程	安全与舒适	7	1. 为患者拉好隔帘，保护隐私，选择舒适的照射体位，佩戴护目镜	2	1	1	0			
			2. 做到三查八对，皮损处拍照存档	5	4	3	2			
	操作中	51	1. 接通电源，协助患者脱去病号服，暴露治疗部位	3	2	1	0			
			2. 遵医嘱配制合适浓度的药物，新鲜药液湿敷患处3小时	5	4	3	2			
			3. 评估皮损的基本情况	5	4	3	2			
			4. 治疗部位均匀涂抹光敏剂，上敷密封膜后胶布固定，并用避光袋遮盖	7	5	3	1			
			5. 停留时间结束后，清除光敏剂	8	6	4	2			
			6. 调节仪器参数，调整治疗头的位置并固定，开始治疗，一般照射时间为20～30分钟	9	6	3	0			
			7. 治疗时根据病变部位的高度调节治疗仪，光板距离皮肤2～6cm	6	4	2	0			
			8. 告知患者治疗前不宜大量饮水，敷药和照光期间不得排尿	8	6	4	2			
操作后		10	1. 整理用物，关闭电源	2	1	0	0			
			2. 治疗后须避强光直射1～2个月	3	2	1	0			
			3. 记录治疗时间和执行情况	2	1	0	0			
			4. 密切观察治疗部位皮肤的反应，如有不适，及时处理	3	2	1	0			
评价		8	1. 操作方法正确	4	3	2	0			
			2. 患者无不适感，无不良反应	4	3	2	0			
总分		100								

十一、调 Q 激光治疗技术操作流程评分表

项目		总分	技术操作要求	评分等级				参考人员		
				A	B	C	D			
仪表		4	仪表端庄，服装整洁	4	3	2	1			
评估		9	1. 评估病情，有无禁忌证	5	4	3	2			
			2. 与患者沟通时语言规范，态度和蔼	4	3	2	1			
操作前准备		9	1. 洗手，戴口罩，戴手套	3	2	1	0			
			2. 用物准备齐全，检查仪器设备是否完好	3	2	1	0			
			3. 向患者解释治疗的目的，签署知情同意书	3	2	1	0			
操作过程	安全与舒适	13	1. 为患者拉好隔帘，保护隐私，协助取舒适体位，操作者和患者戴好防护眼镜	4	3	2	0			
			2. 做到三查八对，皮损处拍照存档	5	4	3	2			
			3. 如治疗区需表面麻醉，外涂表面麻醉剂，外敷密封膜，一般 1~2 小时后可开始治疗	4	3	2	1			
	操作中	51	1. 接通电源，预热仪器	3	2	1	0			
			2. 根据色素深浅、皮肤状态、年龄等因素选择治疗参数，开始治疗	5	4	3	2			
			3. 协助患者脱去病号服，暴露治疗部位，评估皮损的基本情况	5	4	3	2			
			4. 室内温度保持在 22~25℃	7	5	3	1			
			5. 治疗部位皮肤常规消毒，敷表面麻醉剂时，先擦除干净后，再常规消毒	6	4	2	0			
			6. 治疗中注意观察患者反应	9	6	3	0			
			7. 操作过程中激光头垂直对准病灶，按一定顺序从边缘开始向中心进行扫描，避免遗漏	8	6	4	2			
			8. 注意眼睛的防护，治疗时房间内所有人员均应佩戴防护眼镜	8	6	4	2			
操作后		10	1. 个别患者会出现红肿现象，可用冰敷来缓解	2	1	0	0			
			2. 向患者交待注意事项	3	2	1	0			
			3. 观察患者的反应及治疗后皮肤的反应，如有不适及时处理	2	1	0	0			
			4. 记录治疗时间和执行情况	3	2	1	0			
评价		4	1. 操作方法正确	2	1	0	0			
			2. 患者无不适感，无不良反应	2	1	0	0			
总分		100								

十二、染料激光治疗技术操作流程评分表

项目		总分	技术操作要求	评分等级				参考人员		
				A	B	C	D			
仪表		4	仪表端庄，服装整洁	4	3	2	1			
评估		9	1. 评估病情，有无禁忌证	5	4	3	2			
			2. 与患者沟通时语言规范，态度和蔼	4	3	2	1			
操作前准备		9	1. 洗手，戴口罩，戴手套	3	2	1	0			
			2. 用物准备齐全，检查仪器设备是否完好	3	2	1	0			
			3. 向患者解释治疗的目的，签署知情同意书	3	2	1	0			
操作过程	安全与舒适	12	1. 为患者拉好隔帘，保护隐私，协助取舒适体位，操作者和患者戴好防护眼镜	4	3	2	1			
			2. 做到三查八对，皮损处拍照存档	3	2	1	0			
			3. 如治疗区需表面麻醉，外涂表面麻醉剂，外敷密封膜，一般1~2小时后可开始治疗	2	1	0	0			
			4. 治疗室内要经常通风，不能存放易燃、易爆品	3	2	1	0			
	操作中	48	1. 接通电源，预热仪器	3	2	1	0			
			2. 设置仪器参数，开始治疗	5	4	3	2			
			3. 协助患者脱去病号服，暴露治疗部位，评估皮损的基本情况	5	4	3	2			
			4. 室内温度保持在22~25℃	4	3	2	1			
			5. 治疗部位皮肤常规消毒，敷表面麻醉剂时，先擦除干净后，再常规消毒	6	4	2	0			
			6. 治疗中注意观察患者反应	9	6	3	0			
			7. 有毛发的部位应先剃除毛发后再进行治疗	8	6	4	2			
			8. 治疗后立即用无菌纱布包裹冰袋，给予冰敷	8	6	4	2			
操作后		10	1. 术后一般2~3天结痂，一周左右痂皮脱落，避免搔抓，待痂皮自行脱落	2	1	0	0			
			2. 向患者交待注意事项	3	2	1	0			
			3. 观察患者的反应及治疗后皮肤的反应，如有不适及时处理	2	1	0	0			
			4. 记录治疗时间和执行情况	3	2	1	0			
评价		8	1. 操作方法正确	4	3	2	0			
			2. 患者无不适感，无不良反应	4	3	2	0			
总分		100								

十三、强脉冲光治疗技术操作流程评分表

项目		总分	技术操作要求	评分等级				参考人员			
				A	B	C	D				
仪表		4	仪表端庄，服装整洁	4	3	2	1				
评估		9	1. 评估病情，有无禁忌证	5	4	3	2				
			2. 与患者沟通时语言规范，态度和蔼	4	3	2	1				
操作前准备		11	1. 洗手，戴口罩，戴手套	3	2	1	0				
			2. 用物准备齐全，检查仪器设备是否完好	5	4	3	2				
			3. 向患者解释治疗的目的，签署知情同意书	3	2	1	0				
操作过程	安全与舒适	7	1. 为患者拉好隔帘，保护隐私，协助取舒适体位，操作者和患者戴好防护眼镜	4	3	2	1				
			2. 做到三查八对，皮损处拍照存档	3	2	1	0				
	操作中	51	1. 接通电源，预热仪器	3	2	1	0				
			2. 根据治疗部位、皮肤类型、皮损情况等选择治疗参数，开始治疗	7	5	3	1				
			3. 协助患者脱去病号服，暴露治疗部位，清洁治疗部位的皮肤，均匀涂抹冷凝胶，1～2mm 厚度	5	4	3	2				
			4. 室内温度保持在 22～25℃	4	3	2	1				
			5. 治疗中密切观察患者反应及治疗部位皮损变化	6	4	2	0				
			6. 初次接受强脉冲光治疗时，需对患者做好心理护理	9	6	3	0				
			7. 治疗后立即用用涂胶板轻轻刮掉冷凝胶后，凉水冲洗治疗部位皮肤	8	6	4	2				
			8. 纱布包裹冰袋，给予冰敷，约20～30分钟	9	6	3	0				
操作后		10	1. 根据皮肤类型选择温和的医学护肤产品，注意防晒	2	1	0	0				
			2. 向患者交待注意事项	3	2	1	0				
			3. 观察患者的反应及治疗后皮肤的反应，如有不适及时处理	2	1	0	0				
			4. 记录治疗时间和执行情况	3	2	1	0				
评价		8	1. 操作方法正确	4	3	2	0				
			2. 患者无不适感，无不良反应	4	3	2	0				
总分		100									

十四、激光脱毛技术操作流程评分表

项目		总分	技术操作要求	评分等级				参考人员		
				A	B	C	D			
仪表		4	仪表端庄，服装整洁	4	3	2	1			
评估		9	1. 评估病情，有无禁忌证	5	4	3	2			
			2. 与患者沟通时语言规范，态度和蔼	4	3	2	1			
操作前准备		11	1. 洗手，戴口罩，戴手套，治疗区域备皮	3	2	1	0			
			2. 用物准备齐全，检查仪器设备是否完好	5	4	3	2			
			3. 向患者解释治疗的目的，签署知情同意书	3	2	1	0			
操作过程	安全与舒适	11	1. 为患者拉好隔帘，保护隐私，协助取舒适体位，操作者和患者戴好防护眼镜	4	3	2	1			
			2. 做到三查八对，皮损处拍照存档	3	2	1	0			
			3. 对疼痛敏感的部位，外涂表面麻醉剂，敷密封膜，一般 1～2 小时后即可开始治疗	4	3	3	1			
	操作中	47	1. 接通电源，预热仪器	3	2	1	0			
			2. 设置仪器参数，开始治疗	5	4	3	2			
			3. 协助患者脱去病号服，暴露治疗部位，评估皮损的基本情况	5	4	3	2			
			4. 室内温度保持在 22～25℃	4	3	2	1			
			5. 清洁治疗区，清除残留的化妆品，敷表面麻醉剂时，先擦除干净再治疗	5	4	3	2			
			7. 治疗部位均匀涂抹冷凝胶	9	6	3	0			
			8. 治疗完毕，取下患者眼罩，用清水将冷凝胶清洗干净	8	6	4	2			
			9. 治疗后立即用无菌纱布包裹冰袋，给予冰敷	8	6	4	2			
操作后		10	1. 对接受激素治疗或有潜在内分泌疾患者，应告知脱毛效果可能不佳	2	1	0	0			
			2. 向患者交待注意事项	3	2	1	0			
			3. 观察患者的反应及治疗后皮肤的反应，如有不适及时处理	2	1	0	0			
			4. 记录治疗时间和执行情况	3	2	1	0			
评价		8	1. 操作方法正确	4	3	2	0			
			2. 患者无不适感	4	3	2	0			
总分		100								

十五、射频治疗技术操作流程评分表

项目		总分	技术操作要求	评分等级				参考人员			
				A	B	C	D				
仪表		4	仪表端庄，服装整洁	4	3	2	1				
评估		9	1. 评估病情，有无禁忌证	5	4	3	2				
			2. 与患者沟通时语言规范，态度和蔼	4	3	2	1				
操作前准备		11	1. 洗手，戴口罩，戴手套，治疗部位涂抹润滑剂	3	2	1	0				
			2. 用物准备齐全，检查仪器设备是否完好	5	4	3	2				
			3. 向患者解释治疗的目的，签署知情同意书	3	2	1	0				
操作过程	安全与舒适	7	1. 为患者拉好隔帘，保护隐私，协助取舒适体位，操作者和患者戴好防护眼镜	4	3	2	1				
			2. 做到三查八对，皮损处拍照存档	3	2	1	0				
	操作中	51	1. 接通电源，预热仪器	3	2	1	0				
			2. 根据患者的感受及皮肤温度和治疗后反应随时调整治疗参数	9	6	3	0				
			3. 协助患者脱去病号服，暴露治疗部位，评估皮损的基本情况	5	4	3	2				
			4. 室内温度保持在 22~25℃	4	3	2	1				
			5. 电极头与皮肤保持垂直，用力均匀，轻柔地与皮肤接触	9	6	3	0				
			6. 治疗有棱角或弧度较大的部位时，治疗头应随着角度的改变而转变	5	4	3	2				
			7. 治疗时注意沟通，经常询问患者的感受，用测温仪随时测试皮肤温度	8	6	4	2				
			8. 尽量不使用表面麻醉剂	8	6	4	2				
操作后		10	1. 根据皮肤类型选择合适的护肤产品	2	1	0	0				
			2. 向患者交待注意事项	3	2	1	0				
			3. 观察患者的反应及治疗后的反应，如有不适及时处理	2	1	0	0				
			4. 记录治疗时间和执行情况	3	2	1	0				
评价		8	1. 操作方法正确	4	3	2	0				
			2. 患者无不适感	4	3	2	0				
总分		100									

十六、激光溶脂技术操作流程评分表

项目		总分	技术操作要求	评分等级				参考人员		
				A	B	C	D			
仪表		4	仪表端庄，服装整洁	4	3	2	1			
评估		9	1. 评估治疗部位皮肤状况，有无禁忌证、药物过敏史等	5	4	3	2			
			2. 耐心向患者讲解手术方式、麻醉的效果、手术安全性、手术过程、预期效果及不良反应等	4	3	2	1			
操作前准备		11	1. 洗手，戴口罩，戴无菌手套	3	2	1	0			
			2. 巡回护士检查手术间各种药品、物品是否齐全，激光溶脂机、各种手术灯、吸引器、供氧系统是否良好	5	4	3	2			
			3. 术区皮肤常规清洁，留取照片并存档	3	2	1	0			
操作过程	安全与舒适	7	1. 为患者拉好隔帘，保护隐私	4	3	2	1			
			2. 做到三查八对	3	2	1	0			
	操作中	51	1. 巡回护士调节手术室温度、手术野光线，与器械护士共同准备手术所需的器械与物品	6	4	2	0			
			2. 巡回护士为手术提供无菌物品，协助器械护士、医生穿无菌手术衣，铺无菌器械台	6	4	2	0			
			3. 皮肤常规消毒，建立外周静脉通路	5	4	3	2			
			4. 按脂肪量的多少选择能量，遵医嘱随时调节能量的大小	5	4	3	2			
			5. 手术过程中随时提供所需物品	7	5	3	1			
			6. 注意观察生命体征、血氧饱和度等，正确记录抽吸混合物，观察颜色和量，注意术区皮肤颜色	7	5	3	1			
			7. 全程注视激光的照射，注意对医护人员眼睛的保护	7	5	3	1			
			8. 手术结束后协助医生加压包扎伤口	8	6	4	2			
操作后		10	1. 洗手，脱口罩	2	1	0	0			
			2. 用专用清洁软布清洁，勿碰水，放置于专用手术间，盖好防尘罩，并做好使用记录	3	2	1	0			
			3. 密切观察患者全身反应及术区疼痛、肿胀等情况，若发生不良反应，立即告知医生，给予对症处理	2	1	0	0			
			4. 记录治疗时间和执行情况	3	2	1	0			
评价		8	1. 操作方法正确	4	3	2	0			
			2. 患者无不适感	4	3	2	0			
总分		100								

十七、激光冷冻减脂技术操作流程评分表

项目		总分	技术操作要求	评分等级				参考人员			
				A	B	C	D				
仪表		4	仪表端庄，服装整洁	4	3	2	1				
评估		9	1. 确定（标记）并评估患者溶脂区域皮肤及身体状况	5	4	3	2				
			2. 与患者沟通时语言规范，态度和蔼	4	3	2	1				
操作前准备		11	1. 洗手，戴口罩，戴手套，用物准备齐全	3	2	1	0				
			2. 接通电源，预热仪器	5	4	3	2				
			3. 向患者耐心讲解操作过程，签署知情同意书	3	2	1	0				
操作过程	安全与舒适	7	1. 注意保护患者隐私，关闭门窗或用屏风遮挡，注意室温的调节并给予保暖措施	4	3	2	1				
			2. 做到三查八对，皮损处拍照存档	3	2	1	0				
	操作中	52	1. 清洁治疗部位的皮肤，溶脂区域贴防冻膜	3	2	1	0				
			2. 协助患者取舒适体位，充分暴露治疗部位	6	4	3	2				
			3. 调节仪器参数，开始治疗	6	4	3	2				
			4. 调整治疗头的位置并固定	6	4	3	2				
			5. 根据减脂部位脂肪厚度设置参数	8	6	4	2				
			6. 治疗完毕，取下治疗头及防冻膜	9	6	3	0				
			7. 同一部位只能进行 1~3 次治疗	8	6	4	2				
			8. 结束后按摩治疗区域 5~10 分钟，开始时动作轻柔，1 分钟后缓慢增加压力	6	4	2	0				
操作后		9	1. 交待注意事项	3	2	1	0				
			2. 记录操作时间和执行情况	3	2	1	1				
			3. 密切观察术区皮肤的不良反应，一旦出现不可逆红肿、水疱、色素沉着、持续麻木感等症状，及时进行对症处理	3	2	1	0				
评价		8	1. 操作方法正确	4	3	2	0				
			2. 患者无不适感	4	3	2	0				
总分		100									

十八、皮肤激光外科的表面麻醉技术操作流程评分表

项目		总分	技术操作要求	评分等级				参考人员			
				A	B	C	D				
仪表		4	仪表端庄，服装整洁	4	3	2	1				
评估		9	1. 评估病情，有无禁忌证	5	4	3	2				
			2. 与患者沟通时语言规范，态度和蔼	4	3	2	1				
操作前准备		10	1. 洗手，戴口罩，戴手套	3	2	1	0				
			2. 用物准备齐全	4	3	2	1				
			3. 向患者解释麻醉的目的，签署知情同意书	3	2	1	0				
操作过程	安全与舒适	9	1. 协助患者取舒适体位，充分暴露治疗部位	4	3	2	0				
			2. 做到三查八对，皮损处拍照存档	5	4	3	2				
	操作中	52	1. 在激光治疗区域均匀涂抹表面麻醉剂	3	2	1	0				
			2. 上盖密封膜，并用防敏胶带固定	5	4	3	2				
			3. 密切观察患者全身及局部皮肤反应	5	4	3	2				
			4. 根据年龄、皮损面积、身体不同部位等，决定涂药时间，一般1~5小时	7	5	3	1				
			5. 涂药时间到，先用纸巾擦除，再用清水冲洗干净	7	5	3	1				
			6. 敷保鲜膜封包时，注意鼻孔处的保鲜膜要用防敏胶带固定，避免保鲜膜随呼吸堵住鼻孔	9	6	3	0				
			7. 药膏要离眼睛有一定距离，当发现药物进入眼睛时，应用清水及时、彻底地清洗	8	6	4	2				
			8. 常规消毒后，开始激光治疗	8	6	4	2				
操作后		8	1. 密切观察，一旦出现不适，及时给予处理	5	4	3	2				
			2. 记录治疗时间和执行情况	3	2	1	0				
评价		8	1. 操作方法正确	4	3	2	0				
			2. 患者无不适感	4	3	2	0				
总分		100									

十九、果酸治疗技术操作流程评分表

项目		总分	技术操作要求	评分等级				参考人员			
				A	B	C	D				
仪表		4	仪表端庄，服装整洁	4	3	2	1				
评估		9	1. 评估患者治疗部位的皮肤情况	5	4	3	2				
			2. 与患者沟通时语言规范，态度和蔼	4	3	2	1				
操作前准备		11	1. 洗手，戴口罩，戴手套，用物准备齐全	3	2	1	0				
			2. 清洁治疗部位的皮肤	5	4	3	2				
			3. 向患者耐心讲解操作过程，签署知情同意书	3	2	1	0				
操作过程	安全与舒适	7	1. 协助患者取舒适体位，充分暴露治疗部位	4	3	2	1				
			2. 做到三查八对，皮损处拍照存档	3	2	1	0				
	操作中	52	1. 清洁治疗部位的皮肤	3	2	1	0				
			2. 凡士林保护黏膜部位（唇周、鼻翼、内外眦及皮损渗出部位）	6	4	3	2				
			3. 护眼膜湿敷保护双眼，计时器准备计时	6	4	3	2				
			4. 一般先刷"T型区"，最后刷面颊处，由里向外均匀、轻柔地涂抹酸液	6	4	3	2				
			5. 操作过程中要注意与患者沟通，询问患者的感受，并细心观察治疗皮肤的反应	8	6	4	2				
			6. 根据感受和治疗后反应，判断酸液的停留时间（从上到下，中和液喷洒全面部3次）	9	6	3	0				
			7. 计时结束，取中和液进行中和	8	6	4	2				
			8. 保湿修护贴冷敷20分钟，清洁面部，涂抹保湿护肤品	6	4	2	0				
操作后		9	1. 交待注意事项	3	2	1	0				
			2. 记录操作时间和执行情况	3	2	1	0				
			3. 密切观察术区皮肤的不良反应，一旦出现不可逆红肿、水疱、色素沉着、持续麻木感等症状，及时进行对症处理	3	2	1	0				
评价		8	1. 操作方法正确	4	3	2	0				
			2. 患者无不适感	4	3	2	0				
总分		100									

二十、水杨酸治疗技术操作流程评分表

项目		总分	技术操作要求	评分等级				参考人员		
				A	B	C	D			
仪表		4	仪表端庄，服装整洁	4	3	2	1			
评估		9	1. 评估病情，有无禁忌证	5	4	3	2			
			2. 与患者沟通时语言规范，态度和蔼	4	3	2	1			
操作前准备		10	1. 洗手，戴口罩，戴手套	3	2	1	0			
			2. 用物准备齐全，调节室内温度舒适、光线充足，便于操作	4	3	2	1			
			3. 向患者解释治疗的目的，签署知情同意书	3	2	1	0			
操作过程	安全与舒适	9	1. 彻底清洁面部皮肤，协助取舒适体位，用毛巾包裹头部	4	3	2	0			
			2. 做到三查八对，皮损处拍照存档	5	4	3	2			
	操作中	52	1. 用棉签取红霉素软膏涂抹于内眼角、外眼角及鼻孔、口周处皮肤	3	2	1	0			
			2. 取超分子水杨酸于玻璃碗中，开始计时，用刷子蘸取药物，涂抹于面部皮肤	5	4	3	2			
			3. 刷子蘸取纯净水，在皮肤上轻轻打圈，直至看到终点反应，最长时间一般不超过15分钟	5	4	3	2			
			4. 治疗完毕，用清水冲洗面部	7	5	3	1			
			5. 按需给予针清处理	7	5	3	1			
			6. 敷冷藏的修复类面膜并冷喷，30分钟左右	9	6	3	0			
			7. 药膏要离眼睛有一定距离，当发现药物进入眼睛时，应用清水及时、彻底地清洗	8	6	4	2			
			8. 根据皮肤情况来选择水杨酸换肤接触时间的长短	8	6	4	2			
操作后		8	1. 密切观察治疗后皮肤的反应，如有不适及时给予处理	5	4	3	2			
			2. 记录治疗时间和执行情况，交待注意事项及复诊时间	3	2	1	0			
评价		8	1. 操作方法正确	4	3	2	0			
			2. 患者无不适感	4	3	2	0			
总分		100								

二十一、复合酸治疗技术操作流程评分表

项目		总分	技术操作要求	评分等级				参考人员		
				A	B	C	D			
仪表		4	仪表端庄，服装整洁	4	3	2	1			
评估		9	1. 评估患者治疗部位的皮肤情况	5	4	3	2			
			2. 与患者沟通时语言规范，态度和蔼	4	3	2	1			
操作前准备		11	1. 洗手，戴口罩，戴手套，用物准备齐全	3	2	1	0			
			2. 清洁治疗部位的皮肤	5	4	3	2			
			3. 向患者耐心讲解操作过程，签署知情同意书	3	2	1	0			
操作过程	安全与舒适	7	1. 协助患者取舒适体位，充分暴露治疗部位	4	3	2	1			
			2. 做到三查八对，皮损处拍照存档	3	2	1	0			
	操作中	52	1. 再次清洁治疗部位的皮肤	3	2	1	0			
			2. 按需抽取适量复合酸液	4	3	2	1			
			3. 一般先刷"T型区"，最后刷面颊处，由里向外均匀、轻柔、快速地涂抹酸液，并避开眼周	9	7	6	5			
			4. 计时开始	5	4	3	2			
			5. 操作过程中要注意与患者沟通，询问患者的感受，并细心观察治疗皮肤的反应	6	5	4	3			
			6. 停留10分钟后，迅速将复合酸液擦拭干净	7	5	4	2			
			7. 快速涂抹修复面膜，并计时	5	4	3	2			
			8. 计时结束，用面巾纸蘸水擦净面部修护面膜，擦拭时避免水流入眼睛、口、鼻、外耳道	9	7	4	0			
			8. 面部涂抹保湿护肤品	4	3	2	1			
操作后		9	1. 交待注意事项	3	2	1	0			
			2. 记录操作时间和执行情况	3	2	1	0			
			3. 密切观察术区皮肤的不良反应，一旦出现不可逆红肿、水疱、色素沉着、疼痛等症状，及时进行对症处理	3	2	1	0			
评价		8	1. 操作方法正确	4	3	2	0			
			2. 患者无不适感	4	3	2	0			
总分		100								

二十二、面部按摩美容技术操作流程评分表

项目		总分	技术操作要求	评分等级				参考人员		
				A	B	C	D			
仪表		4	仪表端庄，服装整洁	4	3	2	1			
评估		9	1. 评估病情，有无禁忌证	5	4	3	2			
			2. 与患者沟通时语言规范，态度和蔼	4	3	2	1			
操作前准备		10	1. 洗手，戴口罩，保持手部温暖，操作者需剪指甲	3	2	1	0			
			2. 向患者解释治疗的目的，签署知情同意书	4	3	2	1			
			3. 协助患者取舒适体位，涂抹适量按摩膏	3	2	1	0			
操作过程	安全与舒适	9	1. 清洁面部皮肤，在脸上涂上按摩霜，按摩时用手掌或手指掌面在皮肤上朝一个方向轻轻按压	4	3	2	0			
			2. 做到三查八对，皮损处拍照存档	5	4	3	2			
	操作中	52	1. 额部按摩时以眉心为基点，划大圈按摩，用示指、中指和无名指扩散至整个额头，向太阳穴方向划圈按摩。皮肤有向上提拉的感觉，顺势推拿按摩太阳穴	7	2	1	0			
			2. 眼部按摩时以内眼角为基点，用中指和无名指指腹覆盖整个眼部，轻柔地划向外侧，大约3次。两手示指或中指轻按睛明、丝竹空、攒竹、瞳子髎等穴位，最后再次轻推一下太阳穴	7	4	3	2			
			3. 面颊按摩时，以下颚为中心用中指和无名指的指腹，向左右耳方向划圈按摩。手指大幅移动按摩全脸，大约3次。两手示指或中指轻按上关、下关、颊车、巨髎等穴位	7	4	3	2			
			4. 口鼻部按摩时用中指指腹向下顺直轻轻按摩鼻子两侧，左、右两侧各按摩3次；中指指腹紧贴鼻沟，一点一点上下移动，大约6次，同时两手示指或中指轻按迎香穴。两手中指的指腹从下唇正中心下滑向左右嘴角进行按摩，大约3次，同时两手示指或中指轻按人中、地仓、承浆等穴位	7	5	3	1			
			5. 下颏部、颈部按摩时稍稍用力按摩血管和淋巴集中的颈部，用整个手掌由下向上提，颈中央要轻轻用力，两侧要稍加点力度，按摩时下颚上仰较容易按摩	7	5	3	1			
			6. 按摩结束时以十指轻弹全脸皮肤	4	3	2	1			
			7. 每一手法重复3~5遍	5	4	3	2			
			8. 手法要稳定，部位要准确，有节奏感，动作灵活、轻盈、柔和、得气，力度要适中，快而有序	8	6	4	2			
操作后		8	1. 将面部用温水冲洗干净后，再用冷水洗一遍，有效地缩小毛孔	5	4	3	2			
			2. 记录治疗时间和执行情况，交待注意事项	3	2	1	0			
评价		8	1. 操作方法正确	4	3	2	0			
			2. 患者无不适感	4	3	2	0			
总分		100								

二十三、中药面膜美容技术操作流程评分表

项目		总分	技术操作要求	评分等级				参考人员			
				A	B	C	D				
仪表		4	仪表端庄，服装整洁	4	3	2	1				
评估		9	1. 评估患者病情，有无禁忌证	5	4	3	2				
			2. 评估患者治疗部位的皮肤状况，做好解释工作	4	3	2	1				
操作前准备		11	1. 洗手，戴口罩	3	2	1	0				
			2. 向患者介绍治疗的目的、方法及意义，签署知情同意书	5	4	3	2				
			3. 温水清洁面部皮肤	3	2	1	0				
操作过程	安全与舒适	10	1. 为患者拉好隔帘，保护患者隐私，协助取舒适体位	2	1	1	0				
			2. 使用中药面膜之前，先在脸部小范围尝试，将面膜敷于脸部硬币大小的面积，10 分钟之内观察是否有异样的感觉，若出现红斑、瘙痒等不适，立即停止使用	3	2	1	0				
			3. 做到三查八对，皮损处拍照存档	5	4	3	2				
	操作中	51	1. 根据皮肤特点，选择合适的营养底霜，适当遮盖眼部及面部特殊部位的毛发	3	2	1	0				
			2. 按照功效制作面膜粉，根据皮肤状态正确选用面膜	5	4	3	2				
			3. 注意面膜的温度，以免烫伤皮肤	5	4	3	2				
			4. 敷膜厚薄适度、均匀，膜面光滑，能整膜取下	7	5	3	1				
			5. 敷膜部位清楚、正确，倒模动作迅速、熟练，涂抹方向、顺序正确	9	6	3	0				
			6. 敷膜过程干净、利索，倒模全部结束时周围不遗留膜粉渣滓	8	6	4	2				
			7. 敷膜时间不宜过长，15 分钟左右即可	6	4	2	0				
			8. 20 分钟后去除面膜，清洗面部，涂抹营养霜	8	6	4	2				
操作后		7	1. 向患者交待注意事项	2	1	0	0				
			2. 整理用物	2	1	0	0				
			3. 记录治疗时间和执行情况	3	2	1	0				
评价		8	1. 操作方法、面膜剂型、药物选择正确	4	3	2	0				
			2. 患者皮肤无不适症状	4	3	2	0				
总分		100									

二十四、针刺美容技术操作流程评分表

项目		总分	技术操作要求	评分等级				参考人员		
				A	B	C	D			
仪表		4	仪表端庄，服装整洁	4	3	2	1			
评估		9	1. 评估病情，有无禁忌证	5	4	3	2			
			2. 与患者沟通时语言规范，态度和蔼	4	3	2	1			
操作前准备		10	1. 洗手，戴口罩	3	2	1	0			
			2. 对初针者做好解释工作，签署知情同意书	4	3	2	1			
			3. 告知患者局部针刺部位会出现酸麻胀痛的针感，一般持续2~3小时	3	2	1	0			
操作过程	安全与舒适	9	1. 协助患者取舒适体位，暴露需要针刺的部位	4	3	2	0			
			2. 做到三查八对，皮损处拍照存档	5	4	3	2			
	操作中	52	1. 用乙醇棉球消毒针刺部位，右手持针柄缓慢进针	7	2	1	0			
			2. 行针30分钟后，左手持棉签，右手缓缓将毫针拔出，局部按压止血1~2分钟	7	4	3	2			
			3. 掌握皮肤病常用穴位	7	4	3	2			
			4. 根据"虚者补之""实者泻之"的原理分别施用补泻手法	7	5	3	1			
			5. 注意针刺的角度与深度。头面部肌肉适宜斜刺，将针身与皮肤呈45°角倾斜刺入；或沿皮刺，将针身与皮肤呈15°角左右沿皮刺入	7	5	3	1			
			6. 滞针时，处理方法正确：向相反方向捻转，轻微捻动几下使针体松动，即可继续捻转或者拔针	4	3	2	1			
			7. 针刺头面部穴位的患者采取卧位、坐位均可，对有条件的地方最好取卧位	5	4	3	2			
			8. 治疗中密切观察患者的反应，若出现心慌、气短、面色苍白、汗多等，立即拔针，做相应处理	8	6	4	2			
操作后		8	1. 向患者交待注意事项，发生晕针、弯针、折针等异常情况，应及时做出相应处理	3	2	1	0			
			2. 记录治疗时间和执行情况	2	1	0	0			
			3. 针具煮沸消毒或高压消毒，也可将针具置于75%乙醇内，浸泡30分钟，取出拭干后用	3	2	1	0			
评价		8	1. 操作方法正确	4	3	2	0			
			2. 患者无不适感	4	3	2	0			
总分		100								

二十五、艾灸美容技术操作流程评分表

项目		总分	技术操作要求	评分等级				参考人员		
				A	B	C	D			
仪表		4	仪表端庄，服装整洁	4	3	2	1			
评估		9	1. 评估病情，有无禁忌证	5	4	3	2			
			2. 与患者沟通时语言规范，态度和蔼	4	3	2	1			
操作前准备		7	1. 洗手，戴口罩	3	2	1	0			
			2. 做好解释工作，签署知情同意书	4	3	2	1			
操作过程	安全与舒适	9	1. 协助患者取舒适体位，暴露需要艾灸的部位	4	3	2	0			
			2. 做到三查八对，皮损处拍照存档	5	4	3	2			
	操作中	52	1. 点燃艾灸条，置于温灸器上	7	2	1	0			
			2. 将温灸器放置于患者艾灸部位30分钟	7	4	3	2			
			3. 掌握施灸的程序，一般是先灸上部，后灸下部；先灸背，后灸腹；先灸头部，后灸四肢；先灸阳经，后灸阴经。情况特殊时可灵活掌握	7	4	3	2			
			4. 按需要决定施灸的时间长短，常规7天灸一次	7	5	3	1			
			5. 对小儿和知觉减弱的患者，可将示、中两指置于施灸部位两侧，通过手指的知觉来测知患者局部受热程度，随时调节施灸距离，掌握施灸时间，防止烫伤	7	5	3	1			
			6. 掌握艾条隔药灸法所隔的药物种类	4	3	2	1			
			7. 严格掌握温度，避免过度烫伤。对局部起水疱者，无须挑破，任其自然吸收。施灸时，严防艾火烧坏患者衣服、被褥等物	5	4	3	2			
			8. 治疗中密切观察患者的反应，若出现心慌、气短、面色苍白、汗多等，立即拔针，做相应处理	8	6	4	2			
	操作后	11	1. 艾灸后半小时内不要用冷水洗手或洗澡。艾灸后要喝较平常多量的温开水，绝对不可喝冷水或冰水	3	2	1	0			
			2. 施灸完毕须把艾卷或艾炷彻底灭火，以免引起火灾	2	1	0	0			
			3. 凡遇晕灸、水疱等，应及时做出相应的处理	3	2	1	0			
			4. 记录治疗时间和执行情况	3	2	1	0			
评价		8	1. 操作方法正确	4	3	2	0			
			2. 患者无不适感	4	3	2	0			
总分		100								

二十六、拔罐美容技术操作流程评分表

项目		总分	技术操作要求	评分等级				参考人员			
				A	B	C	D				
仪表		4	仪表端庄，服装整洁	4	3	2	1				
评估		9	1. 评估病情，有无禁忌证	5	4	3	2				
			2. 与患者沟通时语言规范，态度和蔼	4	3	2	1				
操作前准备		7	1. 洗手，戴口罩	3	2	1	0				
			2. 做好解释工作，签署知情同意书	2	1	0	0				
			3. 拔罐前仔细检查罐口是否光滑、有无破损	2	1	0	0				
操作过程	安全与舒适	9	1. 选择舒适的体位姿势，暴露需要拔罐的部位。如果在拔罐过程中要改变体位，可协助患者扶稳火罐后，缓慢改变体位	4	3	2	0				
			2. 注意保暖、避开风口，选择清静、光线和冷暖适宜的室内环境为佳	3	2	1	0				
			3. 做到三查八对，皮损处拍照存档	2	1	0	0				
	操作中	55	1. 止血钳夹紧酒精棉球并点燃，将火罐罩于棉球上，使罐内受热，再将棉球取出	7	2	1	0				
			2. 迅速将火罐罩在施术部位上，5~10分钟后拔罐	7	4	3	2				
			3. 选择肌肉较丰满、富有弹性、毛发较少的部位，拔罐部位的罐斑未消退之前，不宜在原处拔罐	7	4	3	2				
			4. 初次治疗时拔罐数量不宜过多，留罐时间宜短	7	5	3	1				
			5. 随时观察面部表情、颜色，及时发现和处理	7	5	3	1				
			6. 根据病情、部位以及季节的变化，选择留罐时间的长短，根据不同部位选用不同口径的火罐	4	3	2	1				
			7. 取罐时不要硬拉或旋转，一手扶住罐身，另一手手指按压罐口一侧皮肤使空气入罐，罐即脱落	8	6	4	2				
			8. 拔罐过程中若出现头晕、胸闷、恶心欲呕、肢体发软、冷汗淋漓甚至瞬间意识丧失等晕罐现象，立即起罐，若局部瘀血严重或疼痛时，可轻轻按摩以缓解症状。若出现水疱，给予对症处理	8	6	4	2				
操作后		8	1. 用过的火罐浸泡消毒，用清水洗净，晾干备用	3	2	1	0				
			2. 交待注意事项，拔罐前后不要喝酒；拔罐后3小时内不要洗澡，不要做剧烈的运动，注意保暖	2	1	0	0				
			3. 记录治疗时间和执行情况	3	2	1	0				
评价		8	1. 操作方法正确	4	3	2	0				
			2. 患者无不适感	4	3	2	0				
总分		100									

二十七、火针美容技术操作流程评分表

项目		总分	技术操作要求	评分等级				参考人员			
				A	B	C	D				
仪表		4	仪表端庄，服装整洁	4	3	2	1				
评估		9	1. 评估病情，有无禁忌证	5	4	3	2				
			2. 与患者沟通时语言规范，态度和蔼	4	3	2	1				
操作前准备		10	1. 洗手，戴口罩	3	2	1	0				
			2. 做好解释工作，签署知情同意书	4	3	2	1				
			3. 暴露治疗部位，消毒皮肤，碘酒标明病变部位	3	2	1	0				
操作过程	安全与舒适	6	1. 选择舒适的体位姿势，暴露需要操作的部位	3	2	1	0				
			2. 做到三查八对，皮损处拍照存档	3	2	1	0				
	操作中	55	1. 点燃酒精灯，将火针在酒精灯上烧红	7	2	1	0				
			2. 左手固定患部，右手持针	7	4	3	2				
			3. 将火针准确、迅速地刺入患部或其周围，然后立即将针拔出	7	4	3	2				
			4. 用消毒棉球按压针孔	7	5	3	1				
			5. 针刺的深度，视皮损种类和病变深浅而定。每次针数的多少，根据病变局部面积的大小而定，一般 1~3 针。1~2 周针刺 1 次为宜	7	5	3	1				
			6. 若皮肤发红、出现水疱等现象，立即停止针刺	8	6	4	2				
			7. 发生晕针应立即停止火针，给予对症处理	8	6	4	2				
			8. 针孔处理：若针刺 1~3 分深，可不作特殊处理。若针刺 4~5 分深，针刺后用消毒纱布贴敷，用胶布固定 1~2 天，以防感染	4	3	2	1				
操作后		8	1. 针刺后针孔产生的红晕或红肿未能完全消退时，应避免洗浴，切忌用手搔抓	3	2	1	0				
			2. 注意防止火灾或烧伤等意外事故	2	1	0	0				
			3. 记录治疗时间和执行情况	3	2	1	0				
评价		8	1. 操作方法正确	4	3	2	0				
			2. 患者无不适感	4	3	2	0				
总分		100									

二十八、埋线美容技术操作流程评分表

项目		总分	技术操作要求	评分等级				参考人员			
				A	B	C	D				
仪表		4	仪表端庄，服装整洁	4	3	2	1				
评估		9	1. 评估患者病情，有无禁忌证	5	4	3	2				
			2. 评估患者治疗部位的皮肤状况，做好解释	4	3	2	1				
操作前准备		8	1. 洗手、戴口罩	3	2	1	0				
			2. 向患者介绍治疗的目的、方法及意义，签署知情同意书	5	4	3	2				
操作过程	安全与舒适	5	1. 为患者拉好隔帘，保护隐私，协助取舒适体位	2	1	1	0				
			2. 做到三查八对，皮损处拍照存档	3	2	1	0				
	操作中	60	1. 将羊肠线置于埋线针的针尖，用血管钳夹住线圈挂在缺口上	7	5	3	1				
			2. 操作者右手持针，左手持钳	7	5	3	1				
			3. 针尖缺口向下，以15°～40°角刺入，当针头进入皮内，松开血管钳	7	5	3	1				
			4. 右手持续进针直至羊肠线完全埋入皮下，再进针0.5cm，随后退针	7	5	3	1				
			5. 出针后局部用75%乙醇棉球或干棉球压迫片刻	7	5	3	1				
			6. 将输液贴贴在针孔处，轻压15秒	7	6	4	2				
			7. 避免同一部位重复治疗	4	3	2	1				
			8. 根据不同部位掌握埋线的角度和深度，不要伤及内脏、大血管和神经干	7	6	4	2				
			9. 疗程长短因疾病的性质、程度而定，一般7～15日埋线一次，3～5次为一疗程，一疗程完毕后可间隔7～10日再行下一个疗程	7	6	4	2				
操作后		6	1. 向患者交待注意事项	4	3	2	1				
			2. 记录治疗时间和执行情况	2	1	0	0				
评价		8	1. 操作方法正确	4	3	2	0				
			2. 患者无不适症状	4	3	2	0				
总分		100									

二十九、耳针美容技术操作流程评分表

项目		总分	技术操作要求	评分等级 A	B	C	D	参考人员		
仪表		4	仪表端庄，服装整洁	4	3	2	1			
评估		9	1. 评估患者病情，有无禁忌证	5	4	3	2			
			2. 评估患者治疗部位的皮肤状况，做好解释	4	3	2	1			
操作前准备		8	1. 洗手、戴口罩	3	2	1	0			
			2. 向患者介绍治疗的目的、方法及意义，签署知情同意书	5	4	3	2			
操作过程	安全与舒适	5	1. 为患者拉好隔帘，保护隐私，协助取舒适体位	2	1	1	0			
			2. 做到三查八对，皮损处拍照存档	3	2	1	0			
	操作中	60	1. 耳穴皮肤常规消毒	7	5	3	1			
			2. 操作者左手拇、示二指固定耳廓，中指托着针刺部的耳背，右手拇、示二指持针，快速进针	9	6	3	0			
			3. 进针深度应以耳廓局部的厚薄而定，一般刺入皮肤2～3分，以透过软骨但不穿透对侧皮肤为度	9	6	3	0			
			4. 左手托住耳背，右手起针，并用消毒干棉球压迫针孔以防出血	5	4	3	2			
			5. 选穴方法正确	7	6	4	2			
			6. 治疗时手法要轻柔，刺激量不宜过大	7	5	3	1			
			7. 治疗时应注意防止发生晕针，如发生应及时停止耳针治疗，对症处理	7	5	3	1			
			8. 一般采用0.5寸的短柄毫针，留针期间可间隔捻转数次以加强刺激。每日一次或隔日一次，连续10次为一疗程，留针时间一般是20～30分钟	9	6	3	0			
操作后		6	1. 向患者交待注意事项	4	3	2	1	0		
			2. 记录治疗时间和执行情况	2	1	0	0			
评价		8	1. 操作方法正确	4	3	2	0			
			2. 患者无不适症状	4	3	2	0			
总分		100								

三十、刮痧美容技术操作流程评分表

项目		总分	技术操作要求	评分等级				参考人员			
				A	B	C	D				
仪表		4	仪表端庄，服装整洁	4	3	2	1				
评估		9	1. 评估患者治疗部位的皮肤情况	5	4	3	2				
			2. 与患者沟通时语言规范，态度和蔼	4	3	2	1				
操作前准备		11	1. 洗手，戴口罩，戴手套，用物准备齐全	3	2	1	0				
			2. 调节室温，室内温度保持在 22～25℃	5	4	3	2				
			3. 向患者耐心讲解操作过程，签署知情同意书	3	2	1	0				
操作过程	安全与舒适	7	1. 关好门窗，拉好窗帘	4	3	2	1				
			2. 做到三查八对，皮损处拍照存档	3	2	1	0				
	操作中	52	1. 协助患者取舒适体位，充分暴露治疗部位	3	2	1	0				
			2. 涂抹维生素 E 乳，取刮痧板开始操作	6	4	3	2				
			3. 治疗中注意观察患者反应及局部皮肤情况	6	4	3	2				
			4. 遵循由下至上，由内而外的原则	6	4	3	2				
			5. 每次刮痧的时间不宜过长，以面部发热微红为宜，每个部位一般 3～5 分钟	8	6	4	2				
			6. 刮痧力度应轻柔，刮痧板和皮肤呈 15°角	9	6	3	0				
			7. 有褶皱处应先用手撑平，顺着皱纹的方向刮	8	6	4	2				
			8. 遵循面部刮痧操作顺序	6	4	2	0				
	操作后	9	1. 交待注意事项	3	2	1	0				
			2. 记录操作时间和执行情况	3	2	1	0				
			3. 密切观察皮肤不良反应，一旦出现红肿、脱屑、瘙痒、疼痛、水疱、色素沉着等症状，及时进行对症处理	3	2	1	0				
评价		8	1. 操作方法正确	4	3	2	0				
			2. 患者无不适感	4	3	2	0				
总分		100									

三十一、注射填充技术操作流程评分表

项目		总分	技术操作要求	评分等级				参考人员			
				A	B	C	D				
仪表		4	仪表端庄，服装整洁	4	3	2	1				
评估		9	1. 评估病情，有无过敏史及禁忌证	5	4	3	2				
			2. 与患者沟通时语言规范，态度和蔼	4	3	2	1				
操作前准备		11	1. 洗手、戴口罩、戴手套	3	2	1	0				
			2. 用物准备齐全，与医生共同核对药物、注射部位、注射剂量	5	4	3	2				
			3. 向患者解释治疗的目的，签署知情同意书	3	2	1	0				
操作过程	安全与舒适	11	1. 调节合适的室内温度、光线及床的舒适度	4	3	2	1				
			2. 做到三查八对，皮损处拍照存档	3	2	1	0				
			3. 对疼痛敏感的部位，外涂表面麻醉剂，敷密封膜，一般 1~2 小时后即可开始治疗	4	3	2	1				
	操作中	47	1. 清洁治疗部位皮肤上的任何化妆品和护肤品	3	2	1	0				
			2. 护士标记注射填充的部位，消毒注射部位皮肤	5	4	3	2				
			3. 护士拆开注射用透明质酸钠的外包装，操作者取出并排气	5	4	3	2				
			4. 护士打开无菌纱布外包装，操作者取出	4	3	2	1				
			5. 注射前二人再次核对患者姓名、注射药物、剂量、注射部位等	5	4	3	2				
			6. 操作者推注要缓慢，边推边塑型	9	6	3	0				
			7. 注射结束后，用棉签轻轻按压出血点处，直至停止流血	8	6	4	2				
			8. 密切观察治疗后反应，如有不适及时处理，无不适者冰敷后针眼处涂抹红霉素软膏	8	6	4	2				
操作后		10	1. 嘱患者保持面部放松	2	1	0	0				
			2. 注射填充剂透明质酸钠由专人保管，用后的针头、注射器及原包装盒全部回收，将条形码保存	3	2	1	0				
			3. 交待注意事项，观察患者的反应及治疗后的反应，如有不适及时处理	2	1	0	0				
			4. 记录治疗时间和执行情况	3	2	1	0				
评价		8	1. 操作方法正确	4	3	2	0				
			2. 患者无不适感	4	3	2	0				
总分		100									

三十二、肉毒毒素注射技术操作流程评分表

项目		总分	技术操作要求	评分等级				参考人员			
				A	B	C	D				
仪表		4	仪表端庄，服装整洁	4	3	2	1				
评估		9	1. 评估患者治疗部位的皮肤情况	5	4	3	2				
			2. 与患者沟通时语言规范，态度和蔼	4	3	2	1				
操作前准备		11	1. 洗手，戴口罩，戴手套，用物准备齐全	3	2	1	0				
			2. 调节室温，室内温度保持在22～25℃	5	4	3	2				
			3. 向患者耐心讲解操作过程，签署知情同意书	3	2	1	0				
操作过程	安全与舒适	7	1. 关好门窗拉好窗帘，保持室内温度在22～25℃	4	3	2	1				
			2. 做到三查八对，皮损处拍照存档	3	2	1	0				
	操作中	52	1. 注射部位的设计，用记号笔标记注射点	3	2	1	0				
			2. 配药护士遵医嘱稀释肉毒毒素，常规肉毒毒素100μ以0.9%氯化钠注射液2.5ml稀释	6	4	3	2				
			3. 协助患者取仰卧位或半卧位，充分暴露治疗部位	6	4	3	2				
			4. 用75%乙醇消毒注射部位的皮肤	6	4	3	2				
			5. 配合医生进行注射，注射完毕轻压穿刺点	8	6	4	2				
			6. 治疗结束后擦去记号印迹，再次消毒穿刺点，穿刺点涂抹盐酸金霉素眼膏	9	6	3	0				
			7. 嘱患者休息15～20分钟	8	6	4	2				
			8. 冷藏或冷冻保存肉毒毒素	6	4	2	0				
操作后		9	1. 交待注意事项	3	2	1	0				
			2. 记录操作时间和执行情况	3	2	1	0				
			3. 密切观察患者皮肤有无不良反应，及时进行对症处理	3	2	1	0				
评价		8	1. 操作方法正确	4	3	2	0				
			2. 患者无不适感	4	3	2	0				
总分		100									

三十三、瘢痕修复注射技术操作流程评分表

项目		总分	技术操作要求	评分等级				参考人员			
				A	B	C	D				
仪表		4	仪表端庄，服装整洁	4	3	2	1				
评估		9	1. 评估病情，有无过敏史及禁忌证	5	4	3	2				
			2. 与患者沟通时语言规范，态度和蔼	4	3	2	1				
操作前准备		11	1. 洗手，戴口罩，戴手套	3	2	1	0				
			2. 用物准备齐全，与医生共同核对药物、注射部位、注射剂量	5	4	3	2				
			3. 向患者解释治疗的目的，签署知情同意书	3	2	1	0				
操作过程	安全与舒适	11	1. 调节合适的室内温度、光线及床的舒适度	4	3	2	1				
			2. 做到三查八对，皮损处拍照存档	3	2	1	0				
			3. 对疼痛敏感的部位，外涂表面麻醉剂，敷密封膜，一般1~2小时后即可开始治疗	4	3	2	1				
	操作中	47	1. 遵医嘱按无菌要求抽取药液，排气	3	2	1	0				
			2. 常规消毒注射部位皮肤	5	4	3	2				
			3. 再次核对患者姓名、注射药物、剂量、注射部位等，核对无误后方可注射	5	4	3	2				
			4. 针头自瘢痕中、下部水平进针，将药液注入瘢痕实体，掌握好进针深度，勿将药物注射到正常皮肤及瘢痕下	5	4	3	2				
			5. 严格无菌操作，防止交叉感染	8	6	4	2				
			6. 出现剧痛时安慰患者	9	6	3	0				
			7. 注射结束后，注射部位覆盖无菌纱布，按压5分钟左右，针眼处涂抹红霉素软膏	8	6	4	2				
			8. 治疗部位用无菌纱布包扎	4	3	2	1				
操作后		10	1. 患者留观15分钟以上，密切观察出血量、疼痛程度及是否出现不适等	2	1	0	0				
			2. 注射后注意按压皮肤3~4分钟，以减少出血和药物的浪费	3	2	1	0				
			3. 交待注意事项，观察患者的反应及治疗后的反应，如有不适及时处理	2	1	0	0				
			4. 记录治疗时间和执行情况	3	2	1	0				
评价		8	1. 操作方法正确	4	3	2	0				
			2. 患者无不适感	4	3	2	0				
总分		100									

三十四、埋线紧致提升术操作流程评分表

项目		总分	技术操作要求	评分等级				参考人员		
				A	B	C	D			
仪表		4	仪表端庄，服装整洁	4	3	2	1			
评估		9	1. 评估病情，有无过敏史及禁忌证	5	4	3	2			
			2. 与患者沟通时语言规范，态度和蔼	4	3	2	1			
操作前准备		11	1. 洗手、戴口罩，戴手套，用物准备齐全	3	2	1	0			
			2. 完善术前检查，包括血常规、凝血功能、术前四项等	5	4	3	2			
			3. 向患者解释治疗的目的，签署知情同意书	3	2	1	0			
操作过程	安全与舒适	7	1. 调节合适的室内温度、光线及床的舒适度	4	3	2	1			
			2. 做到三查八对，皮损处拍照存档	3	2	1	0			
	操作中	47	1. 常规消毒治疗部位皮肤	3	2	1	0			
			2. 对疼痛敏感的部位，外涂表面麻醉剂，敷密封膜，一般1~2小时后即可开始治疗	5	4	3	2			
			3. 埋线设计	5	4	3	2			
			4. 护士根据医生操作进程，随时呈递所需用物	5	4	3	2			
			5. 治疗中密切观察患者反应，如发生不良反应，立即停止治疗，并及时给予处理	8	6	4	2			
			6. 治疗结束后，用无菌冰袋冰敷并压迫30~40分钟	9	6	3	0			
			7. 冰敷后创面消毒，涂抹少量红霉素软膏	8	6	4	2			
			8. 埋线工具消毒时先用酒精进行反复内外浸泡，清洁干净后再行高压蒸汽灭菌	4	3	2	1			
	操作后	14	1. 观察是否出现常见并发症	2	1	0	0			
			2. 观察患者的反应及治疗后皮肤的反应，如有不适及时处理	3	2	1	0			
			3. 交待注意事项	6	4	2	0			
			4. 记录治疗时间和执行情况	3	2	1	0			
评价		8	1. 操作方法正确，术后效果良好	4	3	2	0			
			2. 患者无不适感	4	3	2	0			
总分		100								

三十五、皮肤性质测试技术操作流程评分表

项目		总分	技术操作要求	评分等级				参考人员			
				A	B	C	D				
仪表		4	仪表端庄，服装整洁	4	3	2	1				
评估		9	1. 评估治疗部位及电极板放置部位的皮肤情况	5	4	3	2				
			2. 与患者沟通时语言规范，态度和蔼	4	3	2	1				
操作前准备		11	1. 洗手，戴口罩，戴手套，用物准备齐全	3	2	1	0				
			2. 清洁面部皮肤，用毛巾包裹头部	5	4	3	2				
			3. 向患者解释操作目的，签署知情同意书	3	2	1	0				
操作过程	安全与舒适	7	1. 拉上窗帘遮挡光线，保持室内光线一致	4	3	2	1				
			2. 做到三查八对，皮损处拍照存档	3	2	1	0				
	操作中	47	1. 接通电源，按顺序打开仪器	3	2	1	0				
			2. 计算机上填写患者信息	5	4	3	2				
			3. 患者面对仪器坐好，头部放于拍摄的托架内	5	4	3	2				
			4. 嘱患者闭上眼睛，开始拍摄，按面部左侧、中部、右侧进行	5	4	3	2				
			5. 拍摄后保存分析图像，并打印分析结果	8	6	4	2				
			6. 嘱患者保持正确的拍摄姿势，勿轻易移动	9	6	3	0				
			7. 每次拍摄影像时，下巴和前额放置在托架上的位置一致，影像和上次的位置要尽量重叠	8	6	4	2				
			8. 根据检测部位的不同选择不同的镜头	4	3	2	1				
操作后		14	1. 按顺序关闭仪器	2	1	0	0				
			2. 拍摄完一位患者后，用酒精棉片擦拭仪器	3	2	1	0				
			3. 经常用干净、柔软的抹布擦拭小室灯的光源处	6	4	2	0				
			4. 记录操作时间和执行情况	3	2	1	0				
评价		8	1. 操作方法正确	4	3	2	0				
			2. 患者无不适感	4	3	2	0				
总分		100									

三十六、针清技术操作流程评分表

项目		总分	技术操作要求	评分等级				参考人员		
				A	B	C	D			
仪表		4	仪表端庄，服装整洁	4	3	2	1			
评估		9	1. 评估患者治疗部位皮肤情况	5	4	3	2			
			2. 与患者沟通时语言规范，态度和蔼	4	3	2	1			
操作前准备		11	1. 洗手、戴口罩、戴手套，用物准备齐全	3	2	1	0			
			2. 协助患者取仰卧位，用消毒毛巾包头	5	4	3	2			
			3. 向患者解释操作的目的，签署知情同意书	3	2	1	0			
操作过程	安全与舒适	7	1. 取舒适体位，暴露操作部位	4	3	2	1			
			2. 做到三查八对，皮损处拍照存档	3	2	1	0			
	操作中	47	1. 清洁面部皮肤	3	2	1	0			
			2. 用离子紫外线喷雾机热喷 15 分钟，喷口距面部 20~30cm	5	4	3	2			
			3. 用酒精棉签擦拭皮损局部 3 遍	5	4	3	2			
			4. 戴无菌手套，坐于患者头侧，开始治疗	5	4	3	2			
			5. 左手示指、中指或拇指绷紧需治疗部位的皮肤，用 1ml 注射器的针头斜面向上沿毛孔刺入暗疮后斜面转向侧面，顺皮纹方向轻轻挑开	8	6	4	2			
			6. 右手用消毒好的暗疮针与皮损部皮肤平面呈 30°角，从皮损最薄处用暗疮针的针柄沿着毛孔走行的方向轻轻刺动患处，将内容物推出来	9	6	3	0			
			7. 以美容针环套粉刺基底朝针刺方向挤压，排出皮脂栓及脓性分泌物	8	6	4	2			
			8. 用消毒脱脂棉擦干净，硫酸庆大霉素注射液擦创面，外涂红霉素软膏，再将中药面膜或冷敷膜敷于面部	4	3	2	1			
操作后		14	1. 每使用一次，暗疮针要用爽肤水清洁	2	1	0	0			
			2. 全脸针清结束后，用新洁尔灭擦拭一遍。必要时用消炎面膜敷脸	3	2	1	0			
			3. 交待注意事项，如有不适及时处理	6	4	2	0			
			4. 记录操作时间和执行情况	3	2	1	0			
评价		8	1. 操作方法正确	4	3	2	0			
			2. 患者无不适感	4	3	2	0			
总分		100								

三十七、超分子气泡水氧洁肤技术操作流程评分表

项目		总分	技术操作要求	评分等级				参考人员		
				A	B	C	D			
仪表		4	仪表端庄，服装整洁	4	3	2	1			
评估		9	1. 评估患者面部皮肤情况	5	4	3	2			
			2. 与患者沟通时语言规范，态度和蔼	4	3	2	1			
操作前准备		11	1. 洗手、戴口罩、戴手套，用物准备齐全	3	2	1	0			
			2. 清洁面部皮肤，进行皮肤性质测试（VISIA 和 SOFT 测试仪）	5	4	3	2			
			3. 向患者解释操作的目的，签署知情同意书	3	2	1	0			
操作过程	安全与舒适	7	1. 协助患者取仰卧位，用消毒毛巾包头	4	3	2	1			
			2. 做到三查八对，皮损处拍照存档	3	2	1	0			
	操作中	50	1. 接通电源，更换治疗头	3	2	1	0			
			2. 面部清洁时，右手持治疗头，使吸头完全紧贴皮肤进行操作，左手可跟随治疗头移动，做辅助动作	6	4	3	2			
			3. 从一侧开始，按下颌角、颧骨、额头、鼻部依次进行清洁，一般需要 15～20 分钟	6	4	3	2			
			4. 重点部位如有黑头、脓包，用暗疮针清理	6	4	3	2			
			5. 用棉签蘸取新洁尔灭消毒皮损部位	8	6	4	2			
			6. 治疗后即刻敷面膜 20～30 分钟	9	6	3	0			
			7. 真空负压方式的吸头，要完全贴紧皮肤进行操作	8	6	4	2			
			8. 使用时应缓慢地持续移动治疗头，不要长时间停留在面部的同一部位	4	3	2	1			
操作后		11	1. 涂抹护肤品，外出注意防晒	2	1	0	0			
			2. 交待注意事项，观察患者皮肤反应	3	2	1	0			
			3. 记录操作时间和执行情况	6	4	2	0			
评价		8	1. 操作方法正确	4	3	2	0			
			2. 患者无不适感	4	3	2	0			
总分		100								

三十八、超声波补水技术操作流程评分表

项目		总分	技术操作要求	评分等级				参考人员			
				A	B	C	D				
仪表		4	仪表端庄，服装整洁	4	3	2	1				
评估		9	1. 评估患者面部皮肤情况	5	4	3	2				
			2. 与患者沟通时语言规范，态度和蔼	4	3	2	1				
操作前准备		11	1. 洗手，戴口罩，戴手套，用物准备齐全	3	2	1	0				
			2. 清洁面部皮肤	5	4	3	2				
			3. 向患者解释操作的目的，签署知情同意书	3	2	1	0				
操作过程	安全与舒适	7	1. 协助患者取仰卧位，用消毒毛巾包头	4	3	2	1				
			2. 做到三查八对，皮损处拍照存档	3	2	1	0				
	操作中	50	1. 接通电源，用酒精棉片将治疗头擦拭消毒	3	2	1	0				
			2. 将保湿补水产品涂抹于患者面部皮肤	6	4	3	2				
			3. 开机，选择合适波形进行治疗	6	4	3	2				
			4. 左手跟随治疗头移动，做辅助动作	6	4	3	2				
			5. 导入时间一般为 15 分钟	8	6	4	2				
			6. 操作时手法力度应均匀、适中，手法应从下往上做提拉动作，下滑动作应以安抚带过	9	6	3	0				
			7. 治疗头离开皮肤时应先按仪器暂停键	8	6	4	2				
			8. 治疗头方向不要垂直对着眼睛	4	3	2	1				
操作后		11	1. 涂抹护肤品，外出注意防晒	2	1	0	0				
			2. 交待注意事项，观察患者皮肤反应	3	2	1	0				
			3. 记录操作时间和执行情况	6	4	2	0				
评价		8	1. 操作方法正确	4	3	2	0				
			2. 患者无不适感	4	3	2	0				
总分		100									

三十九、离子导入技术操作流程评分表

项目		总分	技术操作要求	评分等级				参考人员			
				A	B	C	D				
仪表		4	仪表端庄，服装整洁	4	3	2	1				
评估		9	1. 评估患者治疗部位及电极板位置皮肤情况	5	4	3	2				
			2. 与患者沟通时语言规范，态度和蔼	4	3	2	1				
操作前准备		11	1. 洗手，戴口罩，戴手套，用物准备齐全	3	2	1	0				
			2. 清洁面部皮肤	5	4	3	2				
			3. 向患者解释操作的目的，签署知情同意书	3	2	1	0				
操作过程	安全与舒适	7	1. 协助患者取仰卧位，用消毒毛巾包头	4	3	2	1				
			2. 做到三查八对，皮损处拍照存档	3	2	1	0				
	操作中	50	1. 检查确定离子导入仪各指针和输出旋钮均在零位、导线连接正确	3	2	1	0				
			2. 将药垫紧贴于皮肤，并放置药物衬垫及铅板电极，覆盖塑料布并予包扎固定	6	4	3	2				
			3. 开机，缓慢将电流调至治疗要求强度	6	4	3	2				
			4. 注意询问患者的感受，根据情况随时调节电流量	6	4	3	2				
			5. 治疗结束时缓慢将电流调回零位	8	6	4	2				
			6. 治疗过程中患者不可移动体位，不可触摸机器，取下患者身上的金属物品	9	6	3	0				
			7. 治疗结束时先调节电流至零位，关闭电源，再从患者身上取下电极和衬垫	8	6	4	2				
			8. 注意观察治疗部位的皮肤反应，发现问题及时处理	4	3	2	1				
操作后		11	1. 做好日常防晒	2	1	0	0				
			2. 交待注意事项，观察患者皮肤反应	3	2	1	0				
			3. 记录操作时间和执行情况	6	4	2	0				
评价		8	1. 操作方法正确	4	3	2	0				
			2. 患者无不适感	4	3	2	0				
总分		100									

四十、水光针治疗技术操作流程评分表

项目		总分	技术操作要求	评分等级				参考人员		
				A	B	C	D			
仪表		4	仪表端庄，服装整洁	4	3	2	1			
评估		9	1. 评估患者治疗部位皮肤情况	5	4	3	2			
			2. 与患者沟通时语言规范，态度和蔼	4	3	2	1			
操作前准备		11	1. 洗手，戴口罩，戴手套，用物准备齐全	3	2	1	0			
			2. 术区皮肤常规清洁，与医生共同检查水光注射仪性能	5	4	3	2			
			3. 向患者解释操作的目的，签署知情同意书	3	2	1	0			
操作过程	安全与舒适	7	1. 协助患者取舒适的注射体位	4	3	2	1			
			2. 做到三查八对，皮损处拍照存档	3	2	1	0			
	操作中	50	1. 局部外敷表面麻醉剂 40 分钟	3	2	1	0			
			2. 消毒面部	6	4	3	2			
			3. 将注射的药物安装在水光注射仪器上，连接好针头和连接管	6	4	3	2			
			4. 先从额头开始，然后按右侧下颌角、颧骨、外眼角顺序注射	6	4	3	2			
			5. 同样方法进行左面部注射	8	6	4	2			
			6. 注射后用无菌纱布轻轻按压针眼 1～2 分钟，给予患者保湿面膜敷脸 20 分钟	9	6	3	0			
			7. 注射中询问患者有无不适情况	8	6	4	2			
			8. 注射过程中皮肤出现发红、水肿症状时给予冰敷	4	3	2	1			
操作后		11	1. 水光注射仪使用完毕后用专用软布清洁，勿碰水，放置于专用箱内保存，盖好防尘罩，	2	1	0	0			
			2. 交待注意事项，观察患者皮肤反应	3	2	1	0			
			3. 记录操作时间和执行情况	6	4	2	0			
评价		8	1. 操作方法正确	4	3	2	0			
			2. 患者无不适感	4	3	2	0			
总分		100								

四十一、腋臭的微针治疗技术操作流程评分表

项目		总分	技术操作要求	评分等级				参考人员		
				A	B	C	D			
仪表		4	仪表端庄，服装整洁	4	3	2	1			
评估		9	1. 评估患者治疗部位皮肤情况	5	4	3	2			
			2. 与患者沟通时语言规范，态度和蔼	4	3	2	1			
操作前准备		11	1. 洗手，戴口罩，戴手套，用物准备齐全	3	2	1	0			
			2. 清洗治疗部位皮肤	5	4	3	2			
			3. 向患者解释操作的目的，签署知情同意书	3	2	1	0			
操作过程	安全与舒适	7	1. 协助患者取舒适的注射体位	4	3	2	1			
			2. 做到三查八对，皮损处拍照存档	3	2	1	0			
	操作中	50	1. 皮下注射 0.25%～0.5% 利多卡因注射液麻醉	3	2	1	0			
			2. 点阵式排列，一次发射 25 根	6	4	3	2			
			3. 微针治疗深度：3～5mm；放电长度：2.5mm；有效治疗深度范围：0.5～5.5mm	6	4	3	2			
			4. 治疗时间为 0.1～3 秒，治疗完毕，留取照片	6	4	3	2			
			5. 治疗结束后，治疗部位使用消毒的凡士林纱布遮盖或涂抹烧伤膏	8	6	4	2			
			6. 微针治疗后 1～2 小时内进行冰敷 10～20 分钟	9	6	3	0			
			7. 治疗后 24 小时内，治疗部位不要沾水	8	6	4	2			
			8. 加强心理疏导，多关心患者	4	3	2	1			
操作后		11	1. 治疗后一周内，建议局部每天使用氧化锌软膏 3 次，促进局部创面的愈合。每天换药，可口服抗生素预防感染	2	1	0	0			
			2. 交待注意事项，观察患者皮肤反应	3	2	1	0			
			3. 记录操作时间和执行情况	6	4	2	0			
评价		8	1. 操作方法正确	4	3	2	0			
			2. 患者无不适感	4	3	2	0			
总分		100								

四十二、脱发的微创治疗技术操作流程评分表

项目		总分	技术操作要求	评分等级				参考人员		
				A	B	C	D			
仪表		4	仪表端庄，服装整洁	4	3	2	1			
评估		9	1. 评估患者治疗部位皮肤情况	5	4	3	2			
			2. 与患者沟通时语言规范，态度和蔼	4	3	2	1			
操作前准备		11	1. 洗手，戴口罩，戴手套，用物准备齐全	3	2	1	0			
			2. 清洗头发	5	4	3	2			
			3. 向患者解释操作目的，签署知情同意书	3	2	1	0			
操作过程	安全与舒适	7	1. 协助患者取舒适的注射体位	4	3	2	1			
			2. 做到三查八对，皮损处拍照存档	3	2	1	0			
	操作中	50	1. 使用头皮打孔清洁仪去除头皮的角质和毛囊内垃圾	3	2	1	0			
			2. 消毒头皮	6	4	3	2			
			3. 将毛发生长液倒入至皮下，全程操作大概30分钟	6	4	3	2			
			4. 根据头皮状态注射，深度为1.0~1.5mm	6	4	3	2			
			5. 操作结束后清洁注射部位的头皮	8	6	4	2			
			6. 治疗疗程：1次/周，10次为一疗程	9	6	3	0			
			7. 治疗当天多饮水，不要淋浴或用洗发露洗头	8	6	4	2			
			8. 加强心理疏导，多关心患者	4	3	2	1			
操作后		11	1. 出现红斑、水肿、局部感染、瘢痕、色素沉着或色素脱失、轻度疼痛等症状时对症处理	2	1	0	0			
			2. 交待注意事项，观察患者皮肤反应	3	2	1	0			
			3. 记录操作时间和执行情况	6	4	2	0			
评价		8	1. 操作方法正确	4	3	2	0			
			2. 患者无不适感	4	3	2	0			
总分		100								

四十三、文饰美容技术操作流程评分表

项目		总分	技术操作要求	评分等级				参考人员		
				A	B	C	D			
仪表		4	仪表端庄，服装整洁	4	3	2	1			
评估		9	1. 评估患者治疗部位皮肤情况	5	4	3	2			
			2. 与患者沟通时语言规范，态度和蔼	4	3	2	1			
操作前准备		11	1. 洗手，戴口罩，戴手套，用物准备齐全	3	2	1	0			
			2. 清洁面部皮肤，常规消毒	5	4	3	2			
			3. 向患者耐心讲解操作过程，签署知情同意书	3	2	1	0			
操作过程	安全与舒适	7	1. 协助患者取舒适的注射体位	4	3	2	1			
			2. 做到三查八对，皮损处拍照存档	3	2	1	0			
	操作中	50	1. 设计描画理想的眉型、唇型、眼线，准备及调试好文绣器械、色料	3	2	1	0			
			2. 文绣部位敷表面麻醉剂20~30分钟（眼线除外）	6	4	3	2			
			3. 轻轻去除表面麻醉乳膏，进行文绣	6	4	3	2			
			4. 遵循宁浅勿深、宁短勿长、宁窄勿宽、宁轻勿重的原则。操作时要注意留有修改的余地	6	4	3	2			
			5. 文绣结束后，用生理盐水冲洗文绣部位，涂红霉素眼膏	8	6	4	2			
			6. 掌握好刺入的深浅、颜色的浓淡，同时要注意浓淡过渡的自然衔接	9	6	3	0			
			7. 根据受术者头发的颜色、肤色、年龄、气质、工作环境等选择合适的色料	8	6	4	2			
			8. 操作中一人一针，严格遵循无菌操作原则	4	3	2	1			
操作后		11	1. 操作后若出现局部感染、瘢痕，立即给予对症治疗	2	1	0	0			
			2. 交待注意事项，观察患者皮肤反应	3	2	1	0			
			3. 记录操作时间和执行情况	6	4	2	0			
评价		8	1. 操作方法正确	4	3	2	0			
			2. 患者无不适感	4	3	2	0			
总分		100								

四十四、微针治疗技术操作流程评分表

项目		总分	技术操作要求	评分等级				参考人员			
				A	B	C	D				
仪表		4	仪表端庄，服装整洁	4	3	2	1				
评估		9	1. 评估患者治疗部位皮肤情况	5	4	3	2				
			2. 与患者沟通时语言规范，态度和蔼	4	3	2	1				
操作前准备		11	1. 洗手，戴口罩，戴手套，用物准备齐全	3	2	1	0				
			2. 清洁治疗部位的皮肤	5	4	3	2				
			3. 向患者耐心讲解操作过程，签署知情同意书	3	2	1	0				
操作过程	安全与舒适	7	1. 协助患者取舒适的注射体位	4	3	2	1				
			2. 做到三查八对，皮损处拍照存档	3	2	1	0				
	操作中	52	1. 常规消毒治疗部位皮肤，治疗部位可外涂表面麻醉剂，外敷密封膜，一般1~2小时后即可开始治疗	3	2	1	0				
			2. 取相应的药物涂抹于皮肤表面，操作者手持微针，沿一定顺序均匀滚动，力度适中，边滚动边涂抹药物	6	4	3	2				
			3. 治疗中密切观察患者反应	6	4	3	2				
			4. 治疗结束后用无菌纱布包裹冰袋给予冰敷	6	4	3	2				
			5. 严格遵守无菌操作原则	8	6	4	2				
			6. 需根据皮肤状态和治疗的需求正确选择药物。用针管抽出溶媒倒入冻干粉中，配制冻干粉溶液	9	6	3	0				
			7. 操作手法轻柔，切忌用力过大，给皮肤造成损伤。滚动微针棒时使用手腕带动，动作轻快，切忌用力下压	8	6	4	2				
			8. 根据治疗的需要和患者的皮肤状况选择微针	6	4	2	0				
操作后		9	1. 交待注意事项，观察患者皮肤反应	3	2	1	0				
			2. 记录操作时间和执行情况	6	4	2	0				
评价		8	1. 操作方法正确	4	3	2	0				
			2. 患者无不适感	4	3	2	0				
总分		100									

四十五、聚焦超声减脂技术操作流程评分表

项目		总分	技术操作要求	评分等级				参考人员			
				A	B	C	D				
仪表		4	仪表端庄，服装整洁	4	3	2	1				
评估		9	1. 评估患者治疗部位皮肤情况	5	4	3	2				
			2. 与患者沟通时语言规范，态度和蔼	4	3	2	1				
操作前准备		11	1. 洗手，戴口罩，戴手套，用物准备齐全	3	2	1	0				
			2. 清洁治疗部位的皮肤	5	4	3	2				
			3. 向患者耐心讲解操作过程，签署知情同意书	3	2	1	0				
操作过程	安全与舒适	7	1. 调节室内温度，保持在 22～25℃	4	3	2	1				
			2. 做到三查八对，皮损处拍照存档	3	2	1	0				
	操作中	52	1. 接通电源，预热仪器	3	2	1	0				
			2. 协助患者取舒适体位，充分暴露治疗部位	6	4	3	2				
			3. 测量脂肪厚度	6	4	3	2				
			4. 根据实际脂肪堆积情况划定治疗范围	6	4	3	2				
			5. 治疗部位均匀涂抹耦合剂	8	6	4	2				
			6. 设置参数，开始治疗，手持治疗头保证匀速移动，对于某个部位的治疗不能停留在一个点上	9	6	3	0				
			7. 根据脂肪分布的具体情况确定治疗方案，一般 4～6 次为一疗程，治疗完毕，清洗掉耦合剂	8	6	4	2				
			8. 密切观察治疗后反应，再次测量脂肪厚度	6	4	2	0				
操作后		9	1. 交待注意事项，观察患者皮肤反应	3	2	1	0				
			2. 记录操作时间和执行情况	6	4	2	0				
评价		8	1. 操作方法正确	4	3	2	0				
			2. 患者无不适感	4	3	2	0				
总分		100									

四十六、微雕射频溶脂技术操作流程评分表

项目		总分	技术操作要求	评分等级				参考人员		
				A	B	C	D			
仪表		4	仪表端庄，服装整洁	4	3	2	1			
评估		9	1. 评估患者治疗部位皮肤情况	5	4	3	2			
			2. 与患者沟通时语言规范，态度和蔼	4	3	2	1			
操作前准备		11	1. 洗手，戴口罩，戴手套，用物准备齐全	3	2	1	0			
			2. 术区皮肤常规清洁，手术前巡回护士检查手术间各种药品、物品是否齐全，治疗仪、手术灯、吸引器、供氧系统是否良好	5	4	3	2			
			3. 向患者耐心讲解操作过程，签署知情同意书	3	2	1	0			
操作过程	安全与舒适	7	1. 调节室内温度，保持在22~25℃	4	3	2	1			
			2. 做到三查八对，皮损处拍照存档	3	2	1	0			
	操作中	52	1. 巡回护士调节手术室温度、手术野光线，与器械护士共同准备手术所需的器械与物品	3	2	1	0			
			2. 根据手术部位的不同，摆放合适的体位，协助医生标记治疗部位	6	4	3	2			
			3. 巡回护士为手术人员提供无菌物品，协助医生、器械护士穿无菌手术衣	6	4	3	2			
			4. 建立外周静脉通道，铺无菌器械台	6	4	3	2			
			5. 皮肤常规消毒后，开始治疗	8	6	4	2			
			6. 根据医生操作需求，随时调节能量的大小	9	6	3	0			
			7. 随时提供术中所需物品，术中注意观察生命体征，记录引流液的性质、颜色及量	8	6	4	2			
			8. 手术结束后给予冰敷	6	4	2	0			
操作后		9	1. 交待注意事项，观察患者皮肤反应	3	2	1	0			
			2. 记录操作时间和执行情况	3	2	1	0			
			3. 机器使用完毕后用专用软布清洁，保持干燥，放置于储藏室保存，盖好防尘罩，并做好使用登记	3	2	1	0			
评价		8	1. 操作方法正确	4	3	2	0			
			2. 患者无不适感	4	3	2	0			
总分		100								

（郭丽英　梁斌）

参考文献

［1］雷洁．窄谱中波紫外线治疗寻常型银屑病的疗效观察［J］．临床合理用药杂志，2015，4（8）．

［2］陶左荷，韩爱荣，赵爱华．窄谱中波紫外线治疗寻常型银屑病的护理干预［J］．护理研究，2014，2（28）．

［3］曲剑华．北京市医疗美容主诊医师培训教材－美容中医科［M］．北京：中国医药科技出版社，2014．

［4］杨蓉娅，戴耕武，潘宁．皮肤外科学［M］．北京：科学出版社，2015．

［5］何黎，刘玮．皮肤美容学［M］，北京：人民卫生出版社，2008．

［6］周展超．皮肤美容激光与光子治疗［M］．北京：人民卫生出版社，2009．

［7］项蕾红，周展超．皮肤美容激光治疗原理与技术［M］．北京：人民卫生出版社，2014．

［8］焦晓敏．308nm准分子光治疗白癜风的方法与护理［J］．中国现代药物应用，2014，8（17）．

［9］林挺，李雪梅，廖春，等．准分子激光治疗白癜风发生水疱的原因与防治措施［J］．临床误诊误治，2015，28（2）．

［10］David J．Goldberg MD JD主编，周展超主译．激光与光［M］．北京：人民军医出版社，2007．

［11］王宝玺，晋红中．皮肤病与性病诊疗常规［M］．北京：中国医药科技出版社，2012．

［12］熊英，杨智，李娜．595／1064nm双波长染料激光治疗婴幼儿血管瘤护理体会［J］．皮肤病与性病，2013，35（6）．

［13］王金，吴艳萍，徐瑞，等．595nm脉冲染料激光治疗鲜红斑痣的临床疗效分析［J］．包头医学，2014，38（4）．

［14］王敏华．强脉冲激光治疗色素性病变580例护理［J］．临床和实验医学杂志，2007，6（8）．

［15］华朝晖．强脉冲光治疗面部皮肤光老化171例临床护理［J］．齐鲁护理杂志，2013，19（9）．

［16］张晨光．强脉冲光治疗皮肤疾病的护理体会［J］．中国美容医学，2014，

23（14）.

［17］齐向东，王炜，高景恒．微创美容外科学［M］．杭州：浙江科学技术出版
社，2013.

［18］刘宜群．中医美容学［M］．2版．北京：中国中医药出版社，2012.

［19］中华人民共和国国家标准（GB/T 21709.1－2008）针灸技术操作规范第1
部分：艾灸.2014.

［20］朱红穗．现代护肤美容学［M］．上海：东华大学出版社，2007.

［21］宿曼，孙振东．电离子导入疗法的新进展［J］．医疗卫生装备，2006，27
（7）.

［22］居来提．针灸配合直流电离子导入法治疗股外侧皮神经炎16例［J］．中
国针灸，2002，22（8）.

［23］赵维亚，陈康，刘琳．儿茶素内服及直流电离子导入治疗黄褐斑疗效观察
［J］．中国误诊学杂志，2004，4（1）.

［24］迟戈，马艳彬，李非，等．直流电疗法的临床应用［J］．中国医疗器械信
息，2010，16（10）.

［25］王燕．如何做到正确的面部清洁［J］．按摩与康复医学，2012，3（10）.

［26］王建军，海妮．中药内服联合倒模面膜术治疗寻常型痤疮80例［J］．中国
美容医学，2012，21（8）.

［27］周宁，郝超．仿真文眉技术教学与实践探索［J］．求医问药，2012，10
（7）.

［28］虞瑞尧．应用阿尔法羟酸（甘醇酸）化学换肤术的体会［J］．中国生物美
容，2010，1（2）.

［29］周轶，陈力．果酸在皮肤科的应用［J］．中国中西医结合皮肤性病学杂
志，2009，8（6）.

［30］茅伟安，张立超，张健，等.5－氟尿嘧啶无痛微针阵列治疗寻常疣的临床
观察［J］．新疆医科大学学报，2014，36（4）.

［31］孙华．妥塞敏联合微针治疗黄褐斑疗效观察［J］．中国美容医学，2015，
24（5）.

［32］陆洁，何梅，谢洪霞，等．微针联合Q开关1064nm激光治疗黄褐斑疗效观
察［J］．中国美容医学，2014，23（10）.

［33］罗宇杰．像素激光联合微针治疗面部痤疮瘢痕的疗效观察［J］．海南医
学，2014，25（13）.

［34］王聪敏，张岚．皮肤美容科护士规范操作指南［M］．北京：中国医药科技
出版社，2016.

［35］林雷，侯慧茹，方丽霖．美容皮肤治疗技术［M］．武汉：华中科技大学出版社，2017.

［36］韩秀萍．医学美容技术［M］．上海：东华大学出版社，2016.

［37］卢忠．皮肤激光医学与美容［M］．上海：复旦大学出版社，2016.

［38］大卫·戈德堡著，黄威译．皮肤科激光治疗学［M］．北京：北京大学医学出版社，2016.

［39］朱学俊．皮肤学与性病学［M］.1版．北京医科大学出版社，2002.

［40］晋红中，孙秋宁．皮肤学与性病学［M］.1版．中国协和医科大学出版社，2011.

［41］杨蓉娅，樊昕．皮肤美容激光与光子治疗技术［M］.3版．北京：北京大学医学出版社，2016.

［42］侯典举，李兵，李斌斌，等，微创整形美容外科系列讲座（九）［J］．中国美容医学，2010.8（19）.